# Farmácia
## hospitalar

Atuação do técnico para a segurança do paciente

CB003083

**Dados Internacionais de Catalogação na Publicação (CIP)**
**(Simone M. P. Vieira - CRB 8ª/4771)**

Silva, Mariza Tobias da
    Farmácia hospitalar : atuação do técnico para a segurança do
paciente / Mariza Tobias da Silva, Silvana Maria de Almeida,
Wladmir Mendes Borges Filho. – São Paulo : Editora Senac
São Paulo, 2022.

    Bibliografia.
    ISBN 978-85-396-3713-3 (Impresso/2022)
    e-ISBN 978-85-396-3714-0 (ePub/2022)
    e-ISBN 978-85-396-3715-7 (PDF/2022)

    1. Farmácia hospitalar   2. Hospitais – Sistemas de
distribuição de medicamentos   3. Cálculos farmacológicos   4.
Medicamentos – Classificação   I. Almeida, Silvana Maria de II.
Borges Filho, Wladmir Mendes III. Título.

22-1701t                                                CDD-615.1
                                                            362.1782
                                        BISAC MED072000
                                                    MED043000

Índice para catálogo sistemático:

1. Farmácia hospitalar   615.1
2. Farmácia hospitalar : Serviços de saúde   362.1782

MARIZA TOBIAS DA SILVA
SILVANA MARIA DE ALMEIDA
WLADMIR MENDES BORGES FILHO

# Farmácia hospitalar

Atuação do técnico para a segurança do paciente

Editora Senac São Paulo – São Paulo – 2022

ADMINISTRAÇÃO REGIONAL DO SENAC NO ESTADO DE SÃO PAULO
*Presidente do Conselho Regional*: Abram Szajman
*Diretor do Departamento Regional*: Luiz Francisco de A. Salgado
*Superintendente Universitário e de Desenvolvimento*: Luiz Carlos Dourado

EDITORA SENAC SÃO PAULO

*Conselho Editorial*: Luiz Francisco de A. Salgado
Luiz Carlos Dourado
Darcio Sayad Maia
Lucila Mara Sbrana Sciotti
Luís Américo Tousi Botelho

*Gerente/Publisher*: Luís Américo Tousi Botelho
*Coordenação Editorial/Prospecção*: Dolores Crisci Manzano e Ricardo Diana
*Administrativo*: grupoedsadministrativo@sp.senac.br
*Comercial*: comercial@editorasenacsp.com.br

*Edição de Texto*: Vanessa Rodrigues
*Preparação de Texto*: ASA Comunicação e Design
*Revisão de Texto*: Bianca Rocha
*Capa* e *Editoração Eletrônica*: Sandra Regina Santana
*Fotos:* Wladmir Mendes Borges Filho
*Impressão e Acabamento*: Gráfica CS

Proibida a reprodução sem autorização expressa.
Todos os direitos desta edição reservados à
*Editora Senac São Paulo*
Rua 24 de Maio, 208 – 3º andar – Centro – CEP 01041-000
Caixa Postal 1120 – CEP 01032-970 – São Paulo – SP
Tel. (11) 2187-4450 – Fax (11) 2187-4486
E-mail: editora@sp.senac.br
Home page: https://www.editorasenacsp.com.br

© Editora Senac São Paulo, 2022

# Sumário

Nota do editor .................................................................... 7

1.  Introdução à farmácia hospitalar ...................... 9
    Mariza Tobias da Silva

2.  Seleção e padronização de materiais e
    medicamentos ...................................................... 21
    Silvana Maria de Almeida
    Wladmir Mendes Borges Filho

3.  Boas práticas na gestão de estoque .................. 29
    Miguel Salomão Neto
    Wladmir Mendes Borges Filho

4.  Rastreabilidade .................................................. 47
    Nilson Gonçalves Malta

5.  Medicamentos de atenção especial .................. 61
    Mariza Tobias da Silva

6.  Atenção à prescrição médica ........................... 83
    Sweyme Bertoni Lima da Silva
    Fábio Teixeira Ferracini

7.  Sistemas de dispensação de medicamentos ....91
    Pollyanna de Oliveira Miranda
    Vanessa de Cássia Brumatti

8.  Central de Preparo de Medicamentos
    Estéreis ............................................................. 105
    Luciana K. L. A. Torraga

9. Gerenciamento de riscos no ambiente hospitalar .................121
Mariza Tobias da Silva

10. Erro de medicação .................137
Neila Maria Marques Negrini
Mariza Tobias da Silva

11. Certificação de qualidade hospitalar e indicadores .................159
Mariza Tobias da Silva
Vanessa de Cássia Brumatti

12. Farmacovigilância e tecnovigilância .................177
Silvana Maria de Almeida
Wladmir Mendes Borges Filho

13. Medicamentos antineoplásicos e de risco ocupacional .................193
Pollyanna de Oliveira Miranda
Valéria Armentano dos Santos

14. Cálculos em farmácia .................207
Nilson Gonçalves Malta

Anexo .................219

Referências .................235

Sobre os autores .................251

Índice geral .................255

# Nota do editor

Para compor esta nova obra voltada à farmácia hospitalar, o Senac São Paulo reuniu um time de autores e colaboradores que vivenciaram a transformação do ambiente analógico para o modelo de elevado grau de automação no dia a dia hospitalar.

A partir de sua experiência em hospital de grande porte e alta complexidade, os autores compartilham informações atualizadas sobre sistemas de distribuição de medicamentos, manipulação de injetáveis em ambiente controlado, estoques satélites e equipamentos eletrônicos de dispensação alocados nas unidades de internação. Não deixam, porém, de explicar os procedimentos adotados em instituições de menor capacidade de investimento, tendo como foco, sempre, a qualidade nos processos e a segurança do paciente.

Além do uso seguro de medicamentos, o livro explica como a atuação de técnicos contribui para a sustentabilidade do hospital, reafirmando o compromisso do Senac com a formação de profissionais de excelência e conectados com as demandas da sociedade.

# Introdução à farmácia hospitalar

**1**

Mariza Tobias da Silva

Segundo a definição da Organização Mundial da Saúde (OMS), o hospital é parte do Sistema Integrado de Saúde, e sua função é tornar disponível para a comunidade uma assistência completa à saúde preventiva e curativa, incluindo serviços extensivos à família em seu domicílio e, ainda, um centro de formação para os que trabalham no campo da saúde e das pesquisas biossociais (CAVALLINI; BISSON, 2010).

Os hospitais podem ser classificados conforme alguns aspectos, como mostra o quadro a seguir.

**Quadro 1.1 – Classificações dos hospitais**

| Critério | Classificação | Características |
|---|---|---|
| Porte | Pequeno | Até 50 leitos. |
| | Médio | De 51 a 150 leitos. |
| | Grande | De 151 a 500 leitos. |
| | Capacidade extra | Acima de 500 leitos. |
| Tipo de assistência | Geral | Pacientes de várias especialidades, clínicas ou cirúrgicas, podendo ser limitados a grupos etários (geriátricos ou infantis), grupos de comunidade (por exemplo, militar) ou ainda ter uma finalidade específica (de ensino). |
| | Especializado | Atende predominantemente pacientes de determinada patologia (psiquiatria, câncer, etc.). |
| Regime de propriedade | Público | Administrado por entidade governamental municipal, estadual ou federal. |
| | Particular | Pertencente a pessoa jurídica de direito privado. |
| | Privado sem fins lucrativos | Beneficentes ou filantrópicos. |

*(cont.)*

| Critério | Classificação | Características |
|---|---|---|
| Tipo de serviço | Geral | Oferece duas ou mais especialidades. |
| | Especializado | Oferece apenas uma especialidade. |
| Corpo clínico | Aberto | Os médicos não são necessariamente funcionários da instituição. |
| | Fechado | Apenas os médicos contratados podem atender aos leitos. |
| Edificação | Pavilhonar | Serviços distribuídos por edificações isoladas, de pequeno porte. |
| | Monobloco | Serviços concentrados em um único bloco. |
| | Multibloco | Serviços distribuídos por edificações de médio ou grande porte, interligadas ou não. |
| | Horizontal | Predominância da dimensão horizontal. |
| | Vertical | Predominância da dimensão vertical. |
| Tempo de permanência | Longa | Entre 30 e 60 dias. |
| | Curta | Até 30 dias. |

Fonte: Cavallini e Bisson (2010).

## Níveis de atenção à saúde

O modelo de organização brasileiro segue a classificação da OMS, que define três diferentes níveis de atenção à saúde: o primário, o secundário e o terciário. Esses níveis focam o atendimento ao paciente de acordo com a complexidade necessária para cada ação.

▶ **Nível primário:** nesse estágio, encaixam-se os casos mais simples, ou seja, o grau de complexidade é considerado baixo. Na etapa primária, o foco está no agendamento de consultas e em exames básicos, como radiografias e eletrocardiogramas. Nesse nível, encontra-se o trabalho desenvolvido pelas Unidades Básicas de Saúde (UBS). Há também nesse estágio algumas ações para promoção da saúde pública em espaços comunitários. Campanhas para incentivar a vacinação e o combate à dengue são consideradas parte essencial desse nível.

- **Nível secundário:** fazem parte desse nível as Unidades de Pronto Atendimento (UPAs). Nele, atuam especialistas, como cardiologistas, oftalmologistas e endocrinologistas. São realizados também exames mais detalhados para um diagnóstico preciso e um tratamento adequado. Em um fluxo bem definido, após a fase inicial (nível primário), os pacientes são encaminhados para o nível secundário, recebendo a atenção devida para a especificidade do seu caso. Vale lembrar que, nesse estágio, os equipamentos e a infraestrutura são compatíveis com a demanda. Assim, os profissionais contam com o suporte adequado para realizar intervenções em casos de doenças agudas ou crônicas, além de atendimentos emergenciais.
- **Nível terciário:** os grandes hospitais correspondem ao nível terciário. Geralmente, o paciente é encaminhado para esse nível após passar pelos níveis primário ou secundário. É um atendimento altamente especializado, direcionado a pacientes que precisam de internação, cirurgias e/ou exames mais invasivos. Nessa etapa, o paciente pode ter doenças graves que representem risco à sua vida. Incluem-se nesse nível os cuidados para reabilitação.

Existe também o nível quaternário de atendimento, mais elevado cientificamente, com alto investimento em tecnologia de ponta para a realização de tratamentos especiais, como transplante de órgãos, neurocirurgias e cirurgias cardiovasculares. Em hospitais do nível terciário, também podem funcionar serviços quaternários de transplante (por exemplo: pulmão, fígado, coração, rins, etc.).

## Breve panorama

Historicamente, os hospitais eram locais para onde a população mais carente costumava se deslocar em busca de teto, leito, alimento e cuidado. Essas instituições surgiram da necessidade de os governos manterem locais apropriados para acomodar pessoas enfermas, a fim de facilitar a assistência delas.

Por outro lado, pessoas com maior poder econômico permaneciam em suas próprias residências quando adoeciam. Foi no início do século XIX que esse cenário começou a mudar, principalmente com a introdução dos princípios de assepsia e a maior demanda por cirurgias. Além do desenvolvimento tecnológico, foram adotados princípios de gestão administrativa nos hospitais.

Atualmente, mesmo com toda a evolução do segmento, os desafios para o setor ainda são consideráveis. Há uma busca recorrente pela redução de custos, principalmente com produtos farmacêuticos, e pelo uso de tecnologias que garantam um ambiente mais seguro para pacientes e colaboradores.

## Farmácia hospitalar: histórico

A primeira farmácia hospitalar de que se tem registro data de 1752, alocada em um hospital da Pensilvânia (Estados Unidos), onde foi apresentada a primeira proposta de padronização de medicamentos.

No Brasil, as farmácias hospitalares mais antigas, as chamadas "boticas", foram instaladas nas Santas Casas de Misericórdia e nos hospitais militares, em que o farmacêutico manipulava os medicamentos (obtidos de um ervanário do próprio hospital) para os pacientes internados. No século XIX, a "botica" passou a ser denominada "farmácia", assumindo grande importância nos hospitais da época, já que fornecia todo o medicamento necessário para o tratamento dos pacientes.

A função dessas farmácias era dispensar as especialidades farmacêuticas disponíveis no mercado e manipular remédios por meio da preparação de receitas magistrais, com a utilização de drogas importadas e produtos de seu herbário tanto para os indivíduos hospitalizados quanto para aqueles que se encontravam em tratamento ambulatorial.

No início do século XX, especificamente entre as décadas de 1920 e 1930, os avanços em engenharia química estabeleceram as bases da indústria farmacêutica moderna. A expansão da produção de medicamentos determinou o tratamento para doenças que, até então, não tinham expectativas de cura (como a úlcera péptica e o câncer) e possibilitou o tratamento ambulatorial de outras patologias.

No Brasil, as indústrias de medicamentos foram instaladas por volta de 1940, alterando o *status* da farmácia de participante ativa para coadjuvante, responsável apenas pela dispensação de medicamentos. Tal fato forçou as farmácias hospitalares a se modernizarem, adequando-se ao novo modelo de medicamentos até então disponíveis no mercado: os medicamentos alopáticos, padronizados e vendidos em escala industrial e que, em pouco tempo, se tornaram primordiais na profissão farmacêutica.

Em 1965, surgiu nos Estados Unidos a farmácia clínica, que tinha como principal meta o uso racional dos medicamentos. Além das suas atribuições com os medicamentos, o farmacêutico passava a ter atividades clínicas voltadas para o paciente.

Um dos grandes nomes da farmácia hospitalar brasileira, cujo trabalho contribuiu efetivamente para o desenvolvimento da assistência farmacêutica hospitalar, foi o professor José Sylvio Cimino, que dirigiu o Serviço de Farmácia do Hospital das Clínicas da Universidade de São Paulo. Em 1973, Cimino publicou a primeira obra científica na área: o livro *Iniciação à farmácia hospitalar*.

Um estudo do Hospital Universitário Professor Polydoro Ernani de São Thiago ([s. d.]) fez um panorama da história da farmácia hospitalar no Brasil. Em 1975, a Universidade Federal de Minas Gerais (UFMG) introduziu no currículo do curso de farmácia a disciplina farmácia hospitalar, tornando-se mais tarde uma realidade em diversas universidades. Em 1980, passou a funcionar a pós-graduação em farmácia hospitalar na Universidade Federal do Rio de Janeiro (UFRJ). E, em 1995, foi estabelecida a Sociedade Brasileira de Farmácia Hospitalar (SBRAFH), contribuindo para a produção técnico-científica nas áreas de assistência farmacêutica hospitalar.

A partir dos anos 2000, o enfoque da farmácia hospitalar passou a ser clínico-assistencial, com atuação em todas as fases da terapia medicamentosa, cuidando, em cada momento, da adequada utilização nos planos assistenciais, econômicos, de ensino e de pesquisa, preocupando-se com os resultados da assistência prestada ao paciente, e não somente com a provisão de produtos e serviços. Como unidade clínica, o foco de sua atenção deve estar no paciente e nas suas necessidades e no medicamento, como instrumento.

## Objetivos, funções e atribuições da farmácia hospitalar

Conforme a Resolução nº 492, de 26 de novembro de 2008, a farmácia hospitalar é definida como "unidade clínica, administrativa e econômica, dirigida por um farmacêutico, ligada hierarquicamente à direção do hospital ou serviço de saúde e integrada funcionalmente com as demais unidades administrativas e de assistência ao paciente" (CFF, 2008). Por isso, ela tem uma importância técnica e administrativa, sendo a dispensação um ponto em comum. Nesse contexto, a farmácia hospitalar deve desenvolver atividades clínicas, assim como as relacionadas à gestão.

Como a farmácia é um setor do hospital que demanda elevados valores orçamentários, o farmacêutico hospitalar assume atividades gerenciais para contribuir com a eficiência administrativa e, consequentemente, com a redução de custos. Por outro lado, a farmácia hospitalar também tem o objetivo de cuidar da saúde pela prestação de assistência de qualidade ao paciente, visando ao uso seguro e racional de medicamentos. Para isso, a farmácia hospitalar precisa dispor de uma estrutura organizacional elaborada e consistente, com funções bem definidas. A seguir estão as principais atribuições dessa estrutura:

▶ Assegurar produtos farmacêuticos de boa qualidade e em quantidades adequadas.
▶ Fornecer produtos seguros, eficazes e com ausência de efeitos indesejáveis.
▶ Promover o uso racional dos medicamentos.
▶ Contar com profissionais que tenham conhecimentos básicos teóricos e práticos para o bom desempenho das suas atividades.

As atividades desenvolvidas pela farmácia hospitalar podem ser observadas sob o ponto de vista da organização sistêmica da assistência farmacêutica, que é definida como um

> [...] conjunto de ações voltadas à promoção, proteção e recuperação da saúde, tanto individual como coletivo, tendo o medicamento como insumo essencial e visando o acesso e ao seu uso racional. Este conjunto envolve a pesquisa, o desenvolvimento e a produção de medicamentos e insumos, bem como a sua seleção, programação, aquisição, distribuição, dispensação, garantia da qualidade dos produtos e serviços, acompanhamento e avaliação de sua utilização, na perspectiva da obtenção de resultados concretos e da melhoria da qualidade de vida da população. (BRASIL, 2004)

A assistência farmacêutica se insere em todos os níveis de atenção à saúde. No contexto hospitalar, engloba atividades relacionadas a logística farmacêutica, manipulação, controle de qualidade, atenção farmacêutica e farmácia clínica. Além disso, há as atividades intersetoriais, que requerem interação com outros setores do hospital.

**Figura 1.1 – Esquema de assistência farmacêutica no âmbito hospitalar**

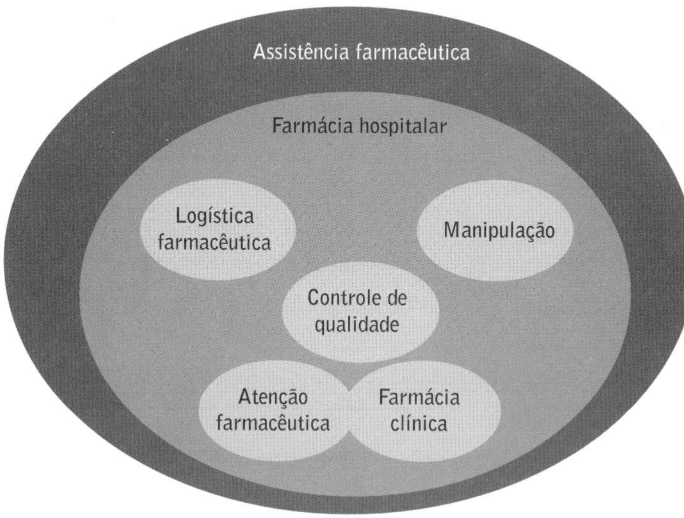

## Atribuições do serviço de farmácia hospitalar

O autor Santos (2020) relaciona as principais atribuições da farmácia hospitalar:

- ▶ atuar na seleção e padronização de medicamentos, produtos para a saúde, insumos, matérias-primas e saneantes, podendo se estender ao apoio na aquisição desses produtos;
- ▶ contribuir para a otimização da terapia medicamentosa;
- ▶ zelar pelo armazenamento adequado dos medicamentos e produtos para a saúde, nos aspectos qualitativo e quantitativo;
- ▶ adotar um sistema eficiente de dispensação de medicamentos no âmbito ambulatorial e nas unidades de internação;
- ▶ desenvolver atividades de farmacotécnica:
  - ▪ fracionamento de medicamentos;
  - ▪ manipulação de fórmulas oficinais e magistrais;
  - ▪ preparação de nutrição parenteral e demais misturas estéreis;

- diluição de quimioterápicos;
- produção de medicamentos;
- controle de qualidade.

▶ elaborar manuais técnicos e formulários, sendo os mais importantes:
  - guias de diluição e estabilidade;
  - interações medicamentosas;
  - reações adversas;
  - protocolos de uso dos medicamentos.

▶ atuar e manter-se membro permanente nas Comissões Hospitalares, sendo as principais:
  - Comissão de Controle de Infecção Hospitalar (CCIH);
  - Equipe Multidisciplinar de Terapia Antineoplásica (EMTA);
  - Equipe Multidisciplinar de Terapia Nutricional (EMTN);
  - Comissão de Farmacovigilância;
  - Comissão de Gerenciamento de Riscos;
  - Programa de Gerenciamento de Resíduos em Serviços de Saúde;
  - Comissão de Farmácia e Terapêutica (CFT);
  - Comissão de Análise de Compras (seleção de fornecedores).

▶ atuar nos ensaios clínicos e de farmacovigilância;

▶ promover ações de educação continuada;

▶ estimular a implantação da farmácia clínica;

▶ estimular atividades de cunho científico, como pesquisas e estudos de utilização de medicamentos (EUM);

▶ desenvolver novas tecnologias:
  - medicamentos;
  - automação e informatização.

A farmácia hospitalar deve estar contemplada no organograma, com gestão autônoma e independente, preservando os interesses da instituição. Além disso, deve estar localizada em área que facilite a provisão de serviços a pacientes e às unidades hospitalares, contando com recursos de comunicação e transporte eficientes.

A estrutura organizacional de uma farmácia hospitalar depende do tipo de atendimento assistencial da instituição, do número de leitos, das atividades da farmácia e dos recursos financeiros, materiais e humanos disponíveis. Independentemente desses fatores, é necessário dispor de uma área mínima que permita adequar todos os setores de trabalho e atividades de forma racional. É importante existir facilidade de acesso à área externa para recebimento de produtos e facilidade de circulação interna no hospital.

Assim, para o funcionamento de uma unidade de farmácia hospitalar, devem existir, no mínimo, os seguintes ambientes:

- ▶ área para administração;
- ▶ área para armazenamento;
- ▶ área de dispensação;
- ▶ área para atendimento farmacêutico.

Havendo outros tipos de atividades (como manipulação magistral e oficinal, manipulação de desinfetantes, fracionamento, produção de kits, manipulação de antineoplásicos, nutrição parenteral e de outras misturas intravenosas, manipulação de radiofármacos, controle de qualidade, serviço de informação, entre outras), é necessário organizar ambientes específicos para cada uma dessas atividades, atendendo à legislação pertinente. A gerência da farmácia deve contar com ambiente privativo, suporte administrativo e recursos para as atividades de informação sobre medicamentos e produtos para saúde e de farmacovigilância.

Em hospitais com dispensação ambulatorial de medicamentos, é recomendável uma área específica para essa finalidade, com a instalação de um consultório farmacêutico. Entre alguns padrões definidos pela Sociedade Brasileira de Farmácia Hospitalar (SBRAFH, 2017), as salas de manipulação de nutrição parenteral, medicamentos estéreis, medicamentos citotóxicos e radiofármacos devem ser de uso exclusivo para o preparo desses medicamentos, sendo vedada a manipulação de outras substâncias, conforme legislação específica.

Para setores com características específicas e necessidades próprias de um sistema de dispensação de materiais e medicamentos, como centro cirúrgico, unidade de terapia intensiva, ambulatório e pronto atendimento ou pronto-socorro, com demanda de efetiva e direta assistência farmacêutica (pois o paciente será prontamente atendido em suas necessidades), podem ser implantadas as farmácias satélites, localizadas no próprio setor da assistência.

# Atribuições do técnico de farmácia

Profissionais técnicos de farmácia representam a mão de obra responsável pela demanda das atividades, e a sua importância cresce na razão direta do grau e do nível de formação e envolvimento, sendo indispensável que sempre se mantenham atualizados, atualizando seus conhecimentos periodicamente por meio da educação continuada.

Eles constituem um suporte importante para o trabalho do farmacêutico, atuando nas diversas áreas da farmácia hospitalar e participando dos processos de recebimento, armazenagem, controle e distribuição de medicamentos e outros produtos para a saúde que são necessários à assistência aos pacientes. Além das rotinas de compra, atividades farmacotécnicas e do controle de qualidade, o técnico de farmácia deve:

- ▶ efetuar a dispensação de medicamentos e materiais médico--hospitalares e os devidos lançamentos no sistema de controle de estoque, garantindo a rastreabilidade e a cobrança dos itens;
- ▶ realizar o recebimento e a conferência da entrada de medicamentos e materiais médico-hospitalares necessários para o atendimento aos pacientes;
- ▶ armazenar os itens de estoque, obedecendo às especificações técnicas e aos critérios de lote e validade, garantindo a qualidade e a segurança dos produtos em estoque no setor;
- ▶ controlar o vencimento dos materiais e medicamentos em estoque, garantindo que os produtos estejam em condições de utilização, dentro do seu prazo de validade;
- ▶ realizar contagens físicas periódicas de itens de estoque e participar de inventários;
- ▶ registrar a temperatura ambiente do setor e dos equipamentos de refrigeração, conforme intervalo de tempo definido na rotina institucional, e comunicar ao líder ou farmacêutico quaisquer variações ocorridas que estejam fora do padrão definido para o setor;
- ▶ manipular e fracionar medicamentos estéreis e não estéreis, proporcionando adequação da forma farmacêutica à dose prescrita, de forma a preservar a segurança, a eficácia, a rastreabilidade e a qualidade dos medicamentos administrados aos pacientes.

## Padrões mínimos para farmácia hospitalar

A fim de estabelecer alguns parâmetros para as atividades hospitalares, a SBRAFH publicou, em 1997, a primeira edição dos *Padrões mínimos para farmácia hospitalar e serviços de saúde*, contendo referenciais técnicos, legais, estruturais e funcionais, além das atribuições essenciais dos serviços. O objetivo é contribuir na execução das atividades, seguindo protocolos de segurança e assegurando a qualidade necessária ao paciente hospitalizado. Esses padrões mínimos se tornaram um referencial para a qualificação permanente dos profissionais e estudantes de farmácia e para o aprimoramento dos serviços de assistência farmacêutica em hospitais, clínicas e demais serviços de saúde brasileiros.

Já em sua 3ª edição, publicada em 2017, os padrões mínimos abrangem requisitos com relação às atividades de gestão, desenvolvimento de infraestrutura, logística farmacêutica e preparo de medicamentos, otimização da terapia medicamentosa, farmacovigilância e segurança do paciente, além de informações sobre medicamentos e produtos para saúde e ensino, educação permanente e pesquisa.

> **PONTOS IMPORTANTES DO CAPÍTULO**
>
> A farmácia hospitalar é uma unidade clínica, administrativa e econômica, dirigida por um farmacêutico, ligada hierarquicamente à direção do hospital ou do serviço de saúde.
>
> É integrada funcionalmente com as demais unidades administrativas e de assistência ao paciente. Assim, desenvolve atividades clínicas e também relacionadas à gestão.
>
> O técnico de farmácia atua nas diversas áreas da farmácia hospitalar e participa dos processos de recebimento, armazenagem, controle e distribuição de medicamentos e outros produtos necessários à assistência aos pacientes.

# Seleção e padronização de materiais e medicamentos

Silvana Maria de Almeida
Wladmir Mendes Borges Filho

A história dos primeiros medicamentos padronizados data do início da década de 1950, nos Estados Unidos, e eles teriam sido criados por militares. No final da década de 1950, o padrão mínimo da American Society of Hospital Pharmacists (atualmente American Society of Health-System Pharmacists – ASHP) exigia a implementação de um formulário para farmácia hospitalar, e, mais tarde, em 1965, a Comissão de Acreditação Hospitalar (hoje conhecida como Joint Commission) incluiu o Comitê de Farmácia e Terapêutica como requisito para acreditação hospitalar nos Estados Unidos (CICCARELLO *et al.*, 2021).

No Brasil, a seleção dos medicamentos que pertencem à relação de medicamentos padronizados no hospital é parte fundamental da Política Nacional de Assistência Farmacêutica e essencial para as instituições de saúde que pretendem trabalhar com qualidade, promovendo o uso racional de medicamentos (CFF, 2011).

No mercado nacional, a Agência Nacional de Vigilância Sanitária (Anvisa) registrou cerca de 30.000 apresentações de medicamentos até dezembro de 2020. Por isso, é indispensável haver uma política sistematizada para a seleção do arsenal que será utilizado nos hospitais para atendimento aos pacientes. A seguir, relacionamos os principais objetivos da padronização de medicamentos:

- Selecionar medicamentos com valor terapêutico comprovado, registrados pelos órgãos competentes, como o Ministério da Saúde, para que a indústria detentora do registro apresente toda a documentação, com estudos clínicos e testes de qualidade necessários, a fim de garantir a eficácia e a segurança destes medicamentos.
- Racionalizar o uso de medicamentos, utilizando-os com indicações precisas e de forma adequada, considerando dose, via de administração, horário, frequência de dose correta e tempo de tratamento. Essa racionalização evita o desperdício e garante um tratamento correto e seguro ao paciente.
- Adequar a relação de medicamentos à necessidade da instituição, obedecendo ao perfil de atendimento e epidemiologia da instituição. A relação de medicamentos padronizados deve contemplar o perfil da população atendida pelo hospital. Por exemplo, um hospital de atendimento geral deve ter um arsenal variado de medicamentos, que atenda desde a maternidade até o centro cirúrgico, a geriatria, entre outros. Já em um hospital especializado para atendimento exclusivo, como a maternidade, não é necessário dispor de medicamentos destinados ao público geral.
- Dispor de sistemas de dispensação adequados, definindo os processos com que o hospital fará a distribuição dos medicamentos: sistema de dose unitária, dose individualizada ou outro e, a partir disso, todos os outros fluxos que envolvam o medicamento.
- Racionalizar a operação logística. A partir da relação de medicamentos padronizados, os processos que envolvem o planejamento (os itens, as quantidades e os prazos) e a compra propriamente dita poderão ser realizados de forma mais segura e com controle de recursos. Além disso, devem-se planejar os espaços e as condições para armazenamento dos medicamentos.

Assim, para decidir sobre a seleção do arsenal terapêutico e a elaboração do formulário terapêutico, torna-se necessária a atuação de uma equipe que represente a Comissão de Farmácia e Terapêutica (CFT).

A CFT é composta de uma equipe multidisciplinar, formada por farmacêuticos, médicos, enfermeiros, administradores, representante da Gerência de Risco, Melhoria Contínua, entre outros que se julgarem necessários. Tem como objetivo fornecer um serviço avaliativo, educacional e consultivo à equipe médica e à administração organizacional, sendo responsável por elaborar e supervisionar as políticas e os procedimentos relacionados ao uso de medicamentos dentro da instituição. Essa comissão deve ser administrada seguindo um estatuto que rege a sua organização, com regras apropriadas à unidade hospitalar. Deve contar com um presidente, com membros e consultores permanentes, promovendo reuniões conforme um cronograma previamente estipulado (CICCARELLO *et al.*, 2021).

Entre as responsabilidades da CFT, podemos citar:

- ▶ a seleção e a padronização de medicamentos e novas tecnologias;
- ▶ a elaboração e a atualização do manual/guia terapêutico;
- ▶ a definição de diretrizes para o uso racional de medicamentos;
- ▶ a elaboração de normas para prescrição, dispensação e uso de medicamentos;
- ▶ a elaboração de protocolos clínicos de tratamento;
- ▶ o estímulo a estudos de utilização de medicamentos;
- ▶ o desenvolvimento de farmacovigilância (monitoramento e notificação de eventos adversos e queixas técnicas);
- ▶ a prevenção de eventos adversos e erros de medicamentos;
- ▶ o desenvolvimento e apoio às ações de promoção do uso racional de medicamentos;
- ▶ as atividades de educação permanente a todos os profissionais envolvidos na cadeia (desde o recebimento até a administração à beira do leito), contemplando farmacêuticos, técnicos de farmácia, auxiliares e técnicos de enfermagem, enfermeiros e médicos.

Após a avaliação e a seleção dos medicamentos que farão parte da relação de medicamentos padronizados do hospital, um formulário terapêutico (mais conhecido como manual ou guia terapêutico) deverá compor a relação de todos os medicamentos padronizados e, com base em evidências científicas, todas as informações relacionadas a esses medicamentos (TYLER *et al.*, 2008; CICCARELLO *et al.*, 2021).

Os formulários ou guias terapêuticos têm evoluído da simples lista de medicamentos para sistemas mais abrangentes de políticas de uso de medicamentos. São destinados a garantir o uso seguro, apropriado e econômico dos produtos farmacêuticos no atendimento ao paciente (HEINDEL; MCINTYRE, 2018). Esses guias contêm orientações posológicas e terapêuticas básicas e devem ser a primeira ferramenta de consulta rápida do médico.

Devem apresentar informações farmacológicas, como: reações adversas, orientações específicas, contraindicações, interações medicamentosas, precauções, corantes na formulação, indicativos em relação à necessidade de acondicionamento sob refrigeração e dos medicamentos controlados (conforme a Portaria nº 344/1998 (BRASIL, 1998b)), riscos na gravidez e amamentação, e guia para diluição de medicamentos injetáveis. Para se tornar efetivamente uma fonte confiável de dados, as informações contidas no formulário precisam ser revisadas e atualizadas por especialistas de cada área.

Sua versão eletrônica, disponível na internet para consulta, é uma poderosa opção para quem busca informações sobre medicamentos padronizados na instituição hospitalar. Vale ressaltar que é necessário ter uma preocupação constante em relação às atualizações que ocorrem na padronização, como indicações e modos de utilização.

No manual farmacêutico desenvolvido por Schvartsman *et al.* (2012), os autores expõem os critérios de inclusão e exclusão, conforme a seguir.

Como exemplos de critérios de inclusão, temos:

- ▶ Ser um medicamento registrado pelo Ministério da Saúde e de laboratório farmacêutico com registro ativo e qualidade assegurada.
- ▶ Evitar multiplicidade de princípios ativos destinados ao mesmo fim (a inclusão de um medicamento deverá estar sempre atrelada à possibilidade de exclusão de um representante da classe, anteriormente padronizado).
- ▶ Padronizar prioritariamente medicamentos com sistema que garanta a sua rastreabilidade (por exemplo, embalagem identificada com código DataMatrix).
- ▶ Resguardando a qualidade, padronizar os medicamentos levando em consideração o menor custo de aquisição, armazenamento, dispensação e controle.
- ▶ Padronizar formas farmacêuticas, apresentações e dosagens considerando: comodidade de administração aos pacientes; faixa etária; facilidade para cálculo de dose a ser administrada; facilidade para fracionamento ou multiplicação das doses.

## SELEÇÃO E PADRONIZAÇÃO DE MATERIAIS E MEDICAMENTOS

E, como exemplos de critérios de exclusão, citamos:

▶ Medicamentos que tiveram sua comercialização proibida ou descontinuada por um órgão competente.

▶ Medicamentos que poderão ser substituídos com vantagens, quando da inclusão de outro fármaco.

▶ Consumo, em período considerado, que não justifique a manutenção na padronização. Neste caso, o técnico de farmácia pode contribuir com sua avaliação sobre a diminuição dos pedidos de determinado medicamento, uma vez que, diariamente, é o responsável pelos atendimentos, percebendo as variações no consumo conforme as prescrições médicas.

Na prática, a partir da solicitação de inclusão do medicamento pelas equipes assistenciais do hospital, o solicitante deve expor os motivos pelos quais está encaminhando a solicitação, relacionando: comparação com moléculas já padronizadas, apresentação comercial de interesse, embasamento técnico e referências bibliográficas consultadas e de origem reconhecida e independente, confirmando sua justificativa e mostrando a eficácia, a segurança do medicamento em questão e as suas vantagens terapêuticas.

A partir desse documento, um representante da farmácia hospitalar e membro da CFT verificará se a solicitação cumpre todos os requisitos definidos como critérios de inclusão, analisando os requisitos técnicos e incluindo, se necessário, outras informações que podem contribuir para a análise do consultor médico da área em seu parecer técnico, que é o próximo passo.

Após a análise do(s) consultor(es) médico(s), esse parecer técnico é, então, levado para a discussão do grupo durante uma reunião da CFT, havendo o consenso para inclusão ou não.

Se aprovado, o medicamento segue para cadastro, compra e disponibilidade para utilização e é inserido no manual terapêutico e em sistemas de prescrição e logística da instituição, com todas as informações para sua adequada aquisição, prescrição e administração pela equipe assistencial.

**Figura 2.1 – Fluxo de padronização de medicamentos**

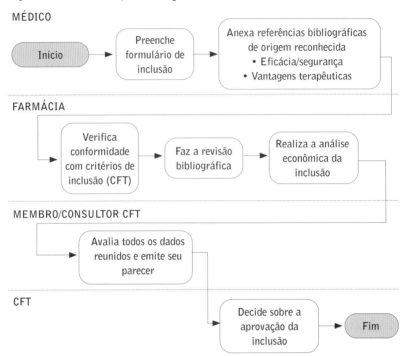

Fonte: adaptado de Hospital Israelita Albert Einstein ([s. d.]).

## Homologação de materiais

A homologação (ou padronização) de materiais médicos deve ser conduzida por uma comissão composta por membros multiprofissionais que avaliam e homologam os materiais que poderão ser padronizados e incorporados ao estoque.

Os conceitos seguem a premissa da padronização de medicamentos, que é garantir a qualidade dos insumos em estoque com custo controlado, racionalizando a utilização dos inúmeros materiais para todos os setores do hospital.

Para tanto, os membros dessa comissão participam de reuniões periódicas para analisar e resolver problemas que envolvam a qualidade dos materiais utilizados, a necessidade de substituições e testes de novos produtos. As atribuições dessa equipe envolvem:

- regulamentar o processo de cadastramento e despadronização dos itens, visando o custo-benefício;
- buscar alternativas na escassez, na redução de custos ou na oferta de novos produtos no mercado;
- contatar profissionais e clientes que utilizam os materiais, para que opinem e auxiliem na tomada de decisão diante de eventual escassez determinada pelo mercado, a fim de buscar produtos alternativos.

Esses profissionais têm papel fundamental no processo de redução da obsolescência e de perdas de itens por validade expirada, determinando a utilização até o término de estoque, antes da aquisição de outro item que deva substituí-lo.

Todos os atores que participam desse processo – em especial os técnicos de farmácia, que estão diariamente em contato com o estoque – têm o dever de comunicar ao setor de planejamento qualquer mudança no regime de utilização dos materiais e medicamentos. Nessa comunicação, devem reportar tanto o aumento inesperado de consumo como a redução drástica, para que ambas as situações sejam avaliadas, permitindo a adoção de ações assertivas e preservando a sustentabilidade da instituição.

> **PONTOS IMPORTANTES DO CAPÍTULO**
>
> Os principais objetivos da padronização de medicamentos são definir o arsenal terapêutico, racionalizar seu uso, adequar a relação de medicamentos à necessidade do hospital, dispor de sistemas de dispensação adequados e racionalizar a operação logística.
>
> A homologação (ou padronização) de materiais deve ser conduzida por uma comissão multidisciplinar, composta por profissionais formadores de opinião.
>
> Os técnicos de farmácia têm o dever de comunicar ao setor de planejamento qualquer percepção de mudança no regime de utilização dos materiais e medicamentos.

# Boas práticas na gestão de estoque

**3**

Miguel Salomão Neto
Wladmir Mendes Borges Filho

A gestão de estoque é fundamental e absorve parte considerável do orçamento operacional de uma unidade hospitalar. As atividades envolvidas nessa área incluem:

- ▶ a homologação de medicamentos e materiais (adquiridos regularmente como itens de estoque);
- ▶ o cadastro homogêneo e padronizado, que facilitará o processo logístico;
- ▶ a definição da política de estoque, que é diferente para cada grupo de itens, determinando os ciclos de entrega e os estoques de segurança;
- ▶ o planejamento sistemático das reposições, com as devidas programações de entrega ao longo do período, assim como o acompanhamento (ou *follow-up*) desse planejamento;
- ▶ as correções necessárias, conforme o aumento ou a redução de demanda e consumo;
- ▶ a forma de aquisição, que poderá ser estoque próprio ou consignação;
- ▶ o processamento de pedidos pelo departamento de compras, de acordo com os prazos de entrega preestabelecidos pelo setor de planejamento;
- ▶ o recebimento, com conferência dos valores e quantidades negociados, além da própria conferência física do que foi entregue pelo fornecedor;
- ▶ a identificação dos itens com etiquetas de leitura por códigos de barras ou DataMatrix, a armazenagem e a distribuição.

O objetivo da administração de estoques é disponibilizar os produtos necessários para as equipes assistenciais no momento, local e condição desejados. Por isso, a logística na área hospitalar deve agrupar todas as atividades relacionadas ao fluxo de produtos e serviços, a fim de administrá-las coletivamente.

Quando falamos de gestão de estoque, é preciso ter uma visão holística do processo que envolve a rede de suprimentos. Qualquer decisão de mudança de fluxo, por exemplo, deve ser compartilhada com as demais áreas e ser implementada apenas com anuência de todos os envolvidos. Essa visão holística deve contemplar desde o cadastro dos itens de estoque até o atendimento ao cliente final. Por isso, a estrutura de todo o processo deve ser desenhada para subsidiar a tomada de decisões em relação ao suprimento de materiais.

Um dos pontos importantes desse processo é o cadastro dos itens que compõem o estoque. Esse cadastro deve ser o mais completo possível, partindo de uma aprovação prévia após análise das comissões de padronização. Deve conter as principais informações pertinentes ao item, como:

- nome completo (descrição da dose e concentração);
- apresentação comercial (comprimido, ampola, frasco, supositório, pomada, etc.);
- setor ou área de uso exclusivo, se houver;
- se exige um regime específico de acondicionamento (medicamentos controlados, necessidade de refrigeração, alto custo, etc.);
- fabricante, calibre, comprimento, diâmetro e outras especificações afins.

Será muito desejável que o histórico de todas as alterações e/ou novas informações fique devidamente documentado no sistema e disponível aos usuários.

Dispor de um sistema informatizado, com dados confiáveis e em tempo real, é fundamental para uma gestão de estoque eficiente. Na área hospitalar, efetuar as reposições sem quebras de estoque e manter a rotatividade em nível adequado, sem impacto financeiro, é sempre um grande desafio para as equipes responsáveis por planejamento e compras.

Informações adicionais (previstas pelos usuários finais ou pelos responsáveis da gestão de processos), como aumento de demanda ou descontinuidade de alguma atividade, também são importantes para os planejadores, pois, por mais completo e eficiente que seja o sistema informatizado utilizado como ferramenta na área de estoque, essas informações complementam os dados que o sistema apresenta de forma estruturada posteriormente. Com isso, evitamos a falta de itens imprescindíveis ao atendimento dos usuários finais, bem como minimizamos a perda por obsolescência dos insumos em estoque.

## Planejamento de materiais e medicamentos

Esta é uma área de fundamental importância na rede de suprimentos. Podemos considerá-la o "cérebro" de todo o processo, pois qualquer ação definida pelo planejamento de materiais afeta os demais setores da rede. É responsável por manter a atualização das informações, considerando:

- ▶ o cadastro dos itens de estoque;
- ▶ a determinação da forma de aquisição (estoque próprio ou consignação);
- ▶ a definição da política de estoque;
- ▶ a inclusão dos parâmetros de reposição (que sugerem as quantidades a serem adquiridas);
- ▶ a emissão de pedidos ou requisições para compras externas;
- ▶ as informações de consumo e estoque dos itens para os clientes internos;
- ▶ a rotatividade de estoque e a análise de compras de oportunidades.

O cadastro dos itens de estoque é essencial para iniciar o processo. Esse cadastro deve considerar os dados principais do produto, que devem ser facilmente identificados por todos que se utilizam da informação. Vale lembrar que a solicitação de inclusão de novos itens em estoque deve sempre partir da comissão de padronização, cabendo ao setor de planejamento inserir as informações desse novo item no sistema informatizado, adequando a descrição com os campos e espaços disponíveis por caracteres. Identificamos como imprescindível a elaboração do cadastro de todos os itens de forma centralizada no planejamento de materiais.

A forma de aquisição (estoque próprio ou consignação) é determinada pelo custo unitário e pela previsão de consumo do item no momento de seu cadastramento no sistema. Itens com previsão de consumo regular, por exemplo, são mantidos em estoque próprio, enquanto itens com baixo consumo, consumo irregular e/ou de alto custo se mantêm em consignação, desde que o fornecedor oferte esse tipo de negociação. Ao longo do tempo, quando há vantagens financeiras e/ou logísticas no processo e/ou históricos de consumos reais, os itens podem sofrer alteração na sua forma de aquisição, passando de consignação para estoque próprio, e vice-versa.

A política de estoque é estipulada para cada item (individualmente) ou grupos afins, variando de acordo com a importância financeira de cada item na curva ABC de consumo. A curva ABC de consumo é determinada pela multiplicação do valor da quantidade total consumida de cada item, em um determinado intervalo de tempo, e do valor de seu custo médio unitário. O resultado dessa multiplicação deve ser comparado percentualmente com o valor do consumo de todos os itens que compõem o estoque. Esse percentual é acumulativo e define as categorias dos itens na curva. No exemplo do quadro 3.1, a faixa de até 70% é classificada como itens A; a faixa de 70% a 90% é classificada como itens B; e a faixa acima de 90% é classificada como itens C. Os percentuais de classificação podem variar de empresa para empresa, de acordo com o que for mais adequado para cada uma delas.

A política de estoque pode ser determinada por estoques máximos e mínimos fixos em suas quantidades (normalmente para itens consignados ou que têm consumos emergenciais, como antídotos), ou pelo tempo *versus* a frequência (em dias) com que o item será reposto (estoque de giro). Também são considerados o estoque de segurança e a quantidade física estocada do item que exige reserva para casos de oscilações de consumo.

Esse estoque de segurança pode ser calculado, por exemplo, pelo consumo médio do item nos últimos 90 dias, com maior peso para os 30 dias mais recentes. Note que essa metodologia traz resultados significativos em épocas como a da pandemia do novo coronavírus, visto que grandes mudanças ocorreram e continuam a ocorrer em pequenos intervalos de tempo em diversos setores do hospital.

**Quadro 3.1 – Curva ABC de consumo***

| Descrição | Unid. | Preço unit. (R$) | Consumo | Total | % | Acumulado | Classificação |
|---|---|---|---|---|---|---|---|
| Álcool gel 1.000 mL | Bolsa | 80,00 | 1.900 | 152.000,00 | 21,6% | 21,6% | A |
| Imunoglobulina 5 g | Frasco | 500,00 | 200 | 100.000,00 | 14,2% | 35,8% | A |
| Imunoglobulina 10 g | Frasco | 850,00 | 100 | 85.000,00 | 12,1% | 47,9% | A |
| Albumina humana 20% 50 mL | Frasco | 80,00 | 1.000 | 80.000,00 | 11,4% | 59,3% | A |
| Álcool gel 80 mL | Frasco | 15,00 | 4.500 | 67.500,00 | 9,6% | 68,9% | A |
| Cateter periférico com sistema safety 22 g | Peça | 12,00 | 3.000 | 36.000,00 | 5,1% | 74,0% | B |
| Equipo macrogotas longo | Peça | 8,00 | 3.500 | 28.000,00 | 4,0% | 78,0% | B |
| Cateter periférico com sistema safety 20 g | Peça | 10,00 | 2.500 | 25.000,00 | 3,6% | 81,5% | B |
| Equipo micro bureta | Peça | 12,00 | 2.000 | 24.000,00 | 3,4% | 84,9% | B |
| Cateter duplo lúmen longa perman. 12 F 90 cm | Peça | 250,00 | 73 | 18.250,00 | 2,6% | 87,5% | B |
| Curativo de silicone 10 × 10 cm | Peça | 35,00 | 460 | 16.100,00 | 2,3% | 89,8% | B |
| Cânula de intubação 7,5 mm | Peça | 70,00 | 230 | 16.100,00 | 2,3% | 92,1% | C |
| Loção hidratante fr 200 mL | Frasco | 15,00 | 1.000 | 15.000,00 | 2,1% | 94,2% | C |
| Frasco avulso dren. tórax 2.000 mL | Peça | 20,00 | 700 | 14.000,00 | 2,0% | 96,2% | C |
| Máscara laríngea | Peça | 160,00 | 87 | 13.920,00 | 2,0% | 98,2% | C |
| Cateter nasal simples | Peça | 1,50 | 3.800 | 5.700,00 | 0,8% | 99,0% | C |
| Morfina 1 mg/mL ap 2 mL [controlado] | Ampola | 4,00 | 700 | 2.800,00 | 0,4% | 99,4% | C |
| Cateter duplo lúmen 4 fr 13 cm | Peça | 220,00 | 12 | 2.640,00 | 0,4% | 99,8% | C |
| Morfina 10 mg ap 1 mL [controlado] | Ampola | 5,00 | 300 | 1.500,00 | 0,2% | 100,0% | C |
| | | | | 703.510,00 | | | |

* Os valores de preço e consumo são fictícios.

Dispor de um sistema informatizado, que calcula o consumo médio diário no período selecionado e determina a quantidade necessária do estoque de segurança, se não é imprescindível, pode ajudar muito em tomadas de decisões assertivas, assegurando um atendimento satisfatório aos pacientes.

Suponha o cenário descrito a seguir.

Um item tem cálculo de consumo médio mensal de 120 peças (4 peças por dia) e estoque de segurança para 15 dias. Para o estoque de segurança, teremos 60 peças. Complementando essa política, estes são os cálculos para os ciclos de entrega: de 15 em 15 dias (ou seja, duas entregas por mês), serão entregues 60 peças; mensalmente (ou seja, uma entrega por mês), serão entregues 120 peças.

O quadro 3.2 apresenta um exemplo de política de estoque para os itens citados no quadro 3.1, de acordo com a sua classificação na curva ABC de consumo.

**Quadro 3.2 – Definição da política de estoque em função da curva ABC**

| Classificação | Ciclo de entrega (em dias) | Estoque de segurança (em dias) |
|:---:|:---:|:---:|
| A | 15 | 10 |
| B | 15 | 15 |
| C | 30 | 20 |

Assim, quanto menor for o estoque de segurança, melhor será o resultado financeiro e maior será o risco de falta ou quebra de estoque. Note que não é só o conceito de curva ABC que está envolvido na determinação da política de estoque. Há outros fatores que interferem, como o volume físico do item (em relação à quantidade média consumida mensalmente), a capacidade de entrega do fornecedor e o grau de criticidade do item (que vamos detalhar mais adiante).

Itens que ocupam grande área de armazenagem e/ou têm um custo financeiro alto tendem a apresentar o ciclo de entrega reduzido entre 2 e 7 dias, assim como o estoque de segurança reduzido a 7 dias. Alguns exemplos: papel higiênico, embalagens para refeições, papel-toalha, campos e aventais cirúrgicos, frascos de drenagem, medicamentos antineoplásicos e imunobiológicos.

FARMÁCIA HOSPITALAR

Outra classificação utilizada em conjunto com a curva ABC é a curva XYZ, que se refere à criticidade dos itens. Veja um exemplo no quadro 3.3.

**Quadro 3.3 – Curva XYZ**

| Classificação | Criticidade |
|---|---|
| X | Itens necessários, mas não imprescindíveis para a operação da empresa. |
| Y | Itens cuja falta em estoque afeta a operação da empresa sem consequências graves, pois têm substitutos em estoque, mesmo que estes não atendam com a mesma qualidade. |
| Z | Itens cuja falta em estoque pode afetar seriamente a operação da empresa, pois não têm substitutos em estoque. |

Analisando o quadro, percebemos que os itens da curva Z devem ser monitorados com maior frequência, de duas a três vezes por semana, para evitar a sua falta e não prejudicar a operação assistencial da instituição.

A partir dessa observação, a área de planejamento informa ao departamento de compras sobre as necessidades de aquisição em termos de quantidades e datas de entrega. Assim, efetua acompanhamentos semanais de toda a programação de aquisições e aponta as mais urgentes. Nesse contexto, o analista de estoque deve estar integrado à equipe da farmácia e acessível aos farmacêuticos e, em especial, aos técnicos de farmácia, compreendendo a importância da família de itens para a assistência ao paciente e tendo a visão do fluxo de itens (cadastro, aquisição, recebimento, armazenamento e dispensação).

O monitoramento dos itens da curva ABC de consumo deve ser prioritário, pois, se o planejamento de aquisições não estiver de acordo com a política de estoque parametrizada, haverá um comprometimento na área de armazenagem, além de afetar o orçamento da organização. Algumas categorias de itens não diretamente relacionados ao negócio, como materiais de escritório, informática ou impressos, podem ser adquiridas diretamente pelo usuário final, por meio de inúmeras plataformas existentes no mercado de forma eletrônica, com preços previamente negociados pelo departamento de compras junto aos fornecedores, eliminando-se, assim, a necessidade de serem mantidos em estoque.

# Departamento de compras

De acordo com as quantidades e datas determinadas pelo setor de planejamento para manter os estoques supridos, o departamento de compras deverá providenciar a entrega dos itens solicitados. É importante ressaltar que o fluxo de aquisição não se encerra na simples emissão do pedido de compra e encaminhamento ao fornecedor. É necessário acompanhamento até a entrega efetiva pelo fornecedor escolhido e a disponibilidade do item já registrado e incorporado ao estoque.

Na atribuição do comprador, não basta apenas a aquisição do material pelo menor preço. É necessário verificar a qualidade dos produtos e a capacidade de entrega do fornecedor, além do cumprimento da entrega na quantidade total do pedido e na data programada. Há uma sigla em inglês que define esse conceito: OTIF (*on-time in-full*, traduzido para o português como "no prazo e completo").

Com a informação da relação dos itens que representam maior custo para a instituição ou menor margem de comercialização, o departamento de compras – em conjunto com as comissões de padronização – deve buscar no mercado alternativas que atendam à demanda, a fim de alcançar melhores resultados operacionais e impactar positivamente a saúde financeira da organização.

A modalidade de aquisição dos itens está intimamente ligada à importância de cada item ou cada família de itens. Não só em relação ao aspecto financeiro, mas também à criticidade desses itens. Por isso, parece-nos um equívoco definir uma modalidade única para a aquisição dos diversos itens padronizados.

A negociação com as grandes corporações de fornecedores da área da saúde deve ser feita na modalidade de contrato por longo período, já que, em muitas situações, trata-se de itens exclusivos ou de qualidade comprovada e inigualável ou, ainda, de insumos utilizados em equipamentos deste fabricante (teste de laboratório, bombas de infusão, procedimento de hemodiafiltração venovenosa, materiais de circulação extracorpórea, etc.). Contratos de longo prazo (1 ou 2 anos) trazem a vantagem de uma certa garantia de suprimento dos estoques dos hospitais; em contrapartida, não permitem um ganho de margem caso identifiquem-se, no mercado, opções de menor preço.

FARMÁCIA HOSPITALAR

Itens considerados imprescindíveis para a assistência ao paciente precisam de alternativas de marcas. Por isso, é ideal que o departamento de compras mantenha, se possível, um acordo comercial ativo com mais de um fornecedor, para cada família de itens, prevendo o risco de falta temporária no mercado. Um exemplo recente que caracteriza essa situação é a falta de insumos – em especial, medicamentos – em razão do aumento exponencial de atendimento a pacientes acometidos pelo novo coronavírus.

Já os itens com menor risco de falta, ou seja, com ampla oferta no mercado por diversos distribuidores e fabricantes, podem ser administrados com compras mais recorrentes com acordos de curto prazo, considerando a maior probabilidade de conquista de menores preços ao longo do tempo.

As plataformas eletrônicas, inicialmente apresentadas ao mercado nacional no início dos anos 2000, são ferramentas que ofertam uma nova modalidade de fácil adoção, uso e registro documental de processos de aquisição. Sem dúvida, são ferramentas valiosas para agilizar o processo de aquisição de alguns itens, mas não eliminam de todo a negociação presencial entre compradores e fornecedores. As parcerias, os contratos e o bom relacionamento com fornecedores são fundamentais na rede de suprimentos e devem ser enfatizados nos processos de compras. Cada nova negociação com um fornecedor deve ser planejada com antecedência, traçando objetivos e sabendo até quanto é possível ceder ou exigir dele. Nessa relação, deve-se priorizar o benefício mútuo, para que nenhuma das partes tenha prejuízo.

O departamento de compras é responsável pela atualização constante do cadastro de fornecedores e por gerar informações complementares ao cadastro de itens do estoque, mantendo-os o mais atualizados possível. Cabe também a esse departamento prospectar novos fornecedores por meio de uma avaliação sistemática que utilize indicadores financeiros e de performance. Podemos dizer que a administração adequada desse departamento sustenta toda a organização, gerando resultados e reduzindo despesas. Com todo o exposto, temos convicção do papel estratégico de cada comprador e dos benefícios financeiros de sua função para a unidade hospitalar. Cabe aqui relatar que o profissional técnico de farmácia pode ter um papel diferenciado como comprador, caso obtenha formação acadêmica exigida, em função do conhecimento prático operacional adquirido nas rotinas da farmácia.

## Setor de recebimento de mercadorias

Tudo o que foi planejado e negociado em requisições junto aos fornecedores chegará ao setor de recebimento. Por isso, a programação das entregas por parte dos fornecedores deve também levar em consideração a capacidade de recebimento da instituição hospitalar. Os analistas de estoque organizam essas programações de acordo com a demanda, e elas devem ser cumpridas rigorosamente pelos fornecedores, a fim de evitar sobrecarga no setor de recebimento em determinados períodos e ociosidade em outros. Nesse sentido, a pontualidade é considerada um fator positivo na avaliação dos fornecedores.

Uma boa prática de mercado prevê, no setor de recebimento, a divisão de tarefas descrita a seguir:

1. Efetuar a conferência da nota fiscal entregue pelo fornecedor com as quantidades e os valores dos itens nos pedidos emitidos pelo departamento de compras.
2. Verificar as quantidades físicas, a qualidade e as condições em que os itens foram transportados, preparando a mercadoria para o armazenamento.

Com isso, são cumpridas a conferência fiscal e a conferência física dos itens recebidos, de forma independente e com menor risco de fraude.

Os responsáveis pelo setor de recebimento devem organizar o fluxo dos fornecedores e coordenar as entregas prioritárias. É interessante ter uma divisão específica para recebimentos de pequenos volumes, em que a conferência e a liberação do fornecedor precisam ser mais rápidas, liberando espaço físico para outros veículos na área de carga e descarga. Itens de urgência ou não padronizados, solicitados para um tratamento específico, normalmente se beneficiam desse fluxo rápido.

Nessa etapa, também destacamos a atuação dos técnicos de farmácia. Além das atividades rotineiras de conferência física dos itens, eles devem oferecer um suporte para o departamento de compras na avaliação eficiente de cada fornecedor. Para isso, precisam garantir o registro das informações observando:

- ▶ se o transporte das mercadorias foi adequado;
- ▶ se o pedido está completo (em relação à quantidade e aos demais índices que foram adotados);
- ▶ a integridade das embalagens;
- ▶ a organização dos itens (o que facilita a conferência);
- ▶ a pontualidade da entrega.

O setor de recebimento também tem a atribuição de controle e envio de documentos fiscais ao setor financeiro, para o correto pagamento dos fornecedores. Nos sistemas informatizados integrados, muitas dessas funções são executadas automaticamente. A utilização de coletores de dados ou leitores de códigos de barras auxilia na conferência dos itens recebidos, na medida em que os códigos de barras estão vinculados ao cadastro dos itens. Receber o material certo, na quantidade certa e em perfeitas condições é a tarefa principal desse setor.

## Identificação dos itens com códigos de barras e/ou DataMatrix

A maioria dos itens da área hospitalar apresenta identificação com código de barras, que contém a descrição do produto, a apresentação farmacêutica e o fabricante. Alguns poucos fabricantes, entretanto, já utilizam o DataMatrix, que, além das informações anteriormente citadas, traz o lote, a validade e, em alguns casos, até o número serial do fornecedor ou fabricante. Esses códigos podem ser vinculados ao cadastro dos itens de estoque da instituição para que, por meio de leitores ou coletores de dados, cada item seja imediatamente identificado, facilitando todo o processo logístico de movimentação.

Na área hospitalar, é preciso identificar até mesmo a menor unidade de dispensação (ampola, frasco-ampola, comprimido, etc.) do item quando este é controlado por lote e não apresenta tais informações em sua embalagem original. Por se tratar de um processo produtivo, no início de cada turno, é necessário determinar as prioridades de etiquetagem de acordo com o consumo observado e as quantidades disponíveis para dispensação. A identificação correta por meio da etiquetagem (até mesmo da menor unidade de dispensação) também está diretamente ligada à segurança do paciente.

Todo o processo produtivo da etiquetagem deve ter um controle rigoroso, desde a sua demanda inicial até a emissão efetiva da etiqueta, que vai identificar individualmente cada unidade de dispensação. Essa etapa do processo pode passar, por exemplo, por elaboração de fichas (ou boletos) de controle que são geradas em função das informações inseridas no sistema (nome, apresentação comercial, lote, validade, etc.). A ideia é caracterizar uma "linha de produção" de etiquetagem para cada item, com o documento de registro de entrada deste item no estoque e a quantidade de etiquetas relacionadas.

Em geral, por ser uma produção eminentemente manual, a etapa de etiquetagem é um dos gargalos que afeta o processo de atendimento e dispensação, por isso demanda um fluxo organizado e contínuo, sem interrupções. É importante que, nessa etapa, seja implantada uma rotina de dupla checagem para garantir a exata identificação do item que está sendo etiquetado. Somente após a etiquetagem os itens estarão disponíveis para armazenagem e, posteriormente, serão dispensados para o atendimento.

## Armazenagem

Parte-se do princípio de que a posição de armazenagem de um item na farmácia ou no depósito está registrada no seu próprio cadastro. Essa posição indica onde o operador deve armazenar o item de forma correta.

As farmácias ou os depósitos com Warehouse Management System (WMS), por exemplo, podem optar por posições fixas ou posições dinâmicas. A vantagem da posição dinâmica é que o item pode ser armazenado em posições distintas ao mesmo tempo, garantindo maior capacidade de armazenagem em razão do aproveitamento dos espaços disponíveis. Por outro lado, a adoção de posições fixas limita essa capacidade quando um item apresenta, por exemplo, aumento súbito de consumo ou, o inverso, queda na demanda, em que continua ocupando grandes espaços mesmo sem movimentação.

Quando esse processo é automatizado, o próprio sistema define onde o item será armazenado, de acordo com os locais disponíveis e levando em consideração aspectos como peso, volumetria, rotatividade e restrições (como necessidade de temperatura específica de acondicionamento). A grande vantagem dessa automatização é a minimização de erros operacionais.

Já no processo manual de armazenagem, deve-se atentar para que os itens que vencem primeiro estejam organizados de forma a serem dispensados na ordem de menor vencimento, principalmente os que não são controlados com lote e validade pelo sistema informatizado. Para orientar esse processo de dispensação, é importante acrescentar informações que facilitem a identificação, como usar etiquetas coloridas destacando os itens que estão com data próxima de vencimento (próximos três meses subsequentes, por exemplo).

Em relação à armazenagem de termolábeis, é preciso sempre seguir as especificações do fabricante. Os equipamentos de armazenagem (câmara fria, refrigeradores e freezers) devem ter, além da fonte primária de energia, uma segunda fonte alternativa para suprir a falta de energia elétrica, além do alarme no próprio equipamento. A temperatura dos equipamentos deve ser monitorada por um sistema específico (que, além de fornecer relatórios com históricos de oscilações, gere alertas de intercorrências). Quando de forma manual, a verificação da temperatura deve ocorrer em vários horários durante o período das 24 horas diárias.

## Atendimento/dispensação

Após passar por todos os processos anteriormente citados, o item estará disponível para o atendimento dos setores usuários. Para tanto, é necessário definir cronogramas a fim de cumprir adequadamente o processo de atendimento e dispensação. Esses cronogramas devem ser definidos em conjunto com os setores, de maneira que garantam o atendimento das necessidades e demandas das agendas assistenciais.

Para organizar esse fluxo, é preciso determinar um horário de corte para o início do atendimento das requisições dos usuários; caso contrário, pode haver impacto no processo de separação e atendimento dos setores solicitantes. Devemos analisar previamente o volume da demanda (histórico) de todos os setores solicitantes, para definir os dias de atendimento de forma a não sobrecarregar a atividade em alguns dias e/ou ter ociosidade em outros.

Na fase de separação, o técnico de farmácia precisa fazer uma análise crítica inicial dos itens e das quantidades solicitadas, evitando o estoque excessivo em um setor e a falta em outro. Claro que, com a experiência adquirida, essa análise crítica ficará cada vez mais natural ao trabalho do técnico de farmácia. Uma comparação das quantidades solicitadas com a disponibilidade no estoque central costuma ser também um bom parâmetro para ajudar nessa análise inicial.

No processo de separação, os itens deverão seguir um roteiro de acordo com os locais de armazenagem e respeitando a saída dos itens que estejam mais próximos ao vencimento. Esse processo pode ser feito a cada requisição ou por processamento coletivo de requisições, que, neste caso, requer equipamentos automatizados para maior produtividade.

Outro ponto de atenção é que o acondicionamento em caixas específicas para o transporte ao cliente interno deve garantir que os itens estejam em perfeitas condições de utilização. Nesse ponto, o cuidado com materiais estéreis ganha uma dimensão ainda maior, pois embalagens danificadas com microfuros, por exemplo, são de difícil detecção e podem causar danos graves aos profissionais da assistência e ao paciente. Os itens termolábeis também exigem muita atenção, pressupondo um controle rigoroso do intervalo de temperatura adequado e, portanto, da disponibilidade de gelo reciclável para que atenda às normas das embalagens homologadas para este fim.

## Rotinas complementares e pontos de atenção

Constatamos que vários setores participam das atividades que compõem a rede de suprimentos. Todos fazem parte de uma equipe integrada, com interdependências entre si, e, nesse sentido, a falha em qualquer setor pode prejudicar o processo como um todo. Por isso, interação e participação ativa são as palavras-chave.

Relacionamos a seguir os pontos de atenção para que o processo flua da melhor forma possível.

## Manutenção de informações

Para manter o planejamento correto e o controle logístico, é fundamental dispor de uma eficiente base de dados, com informações constantemente atualizadas. Essa base deve englobar:

- ▶ o cadastro atualizado dos itens de estoque;
- ▶ o registro dos históricos de atualização de cada item;
- ▶ o nível de avaliação de fornecedores em relação aos seus padrões de entrega;
- ▶ o nível de estoque, custo e margem de comercialização que cada item está gerando (um fator fundamental para a saúde financeira da organização).

## Manutenção de estoques

Essa rotina visa manter estoques que atuem como "amortecedores" entre a oferta e a demanda. Isso porque é extremamente custoso, principalmente na área hospitalar, providenciar uma produção ou entrega instantânea aos clientes. Algumas vezes, ainda, é moroso. Não há como prever, por exemplo, quantos pacientes serão atendidos no primeiro atendimento com a necessidade de talas ortopédicas para a perna direita.

Esses estoques precisam ser bem administrados em relação à rotatividade e aos custos financeiros, pois representam importante fatia do orçamento das organizações de saúde. É, portanto, uma atividade-chave na gestão de suprimentos. Da mesma forma, as quantidades físicas dos estoques devem ser fidedignas às quantidades apontadas no sistema.

## Armazenagem

Como vimos, a armazenagem refere-se à administração dos espaços físicos para manter os estoques. A manutenção dessa rotina envolve o gerenciamento da localização dos itens e o dimensionamento da área necessária para armazená-los. Os itens recebidos devem ter o manuseio adequado e devem ser acondicionados nos locais predefinidos pelo sistema.

Esses locais devem estar identificados pelo código dos itens ou endereços que norteiem o roteiro de armazenagem e posterior dispensação. Os erros operacionais de armazenagem podem ter consequências sérias que afetam o desempenho da rede de suprimentos. Um material disponível no estoque e não localizado, por exemplo, gera compras de emergência que oneram o custo do material. Por isso, manter a armazenagem correta é determinante no processo de abastecimento.

## Controle de todo o processo

Na área hospitalar, existe uma pressão diária intensificada pelo senso de urgência: "tudo o que é solicitado é urgente". Para lidar com essa situação e não perder o controle administrativo, é importante exercitar a capacidade de discernimento, a fim de avaliar o que realmente é prioridade e o que não é.

A figura 3.1 mostra a relação entre o controle e a agilidade: quanto maior o controle, menor a agilidade; quanto menor o controle, maior a agilidade. Para todas as fases da cadeia logística, é importante encontrar o ponto de equilíbrio entre esses dois elementos.

**Figura 3.1 – Relação entre controle e agilidade na área hospitalar**

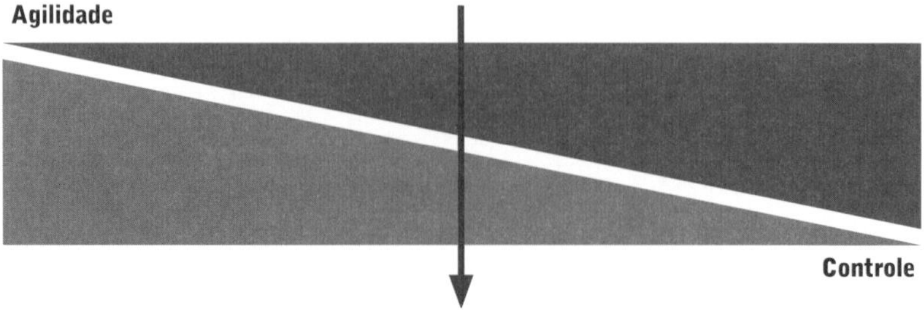

## Inventário anual, inventário rotativo e contagens diárias

Toda gestão de estoque envolve o controle rigoroso do ativo disponível. Por isso, é preciso apurar os saldos físicos e confrontá-los com os registrados no sistema. Para que a contagem seja feita de forma adequada, devemos escolher as datas e o melhor horário para não haver interferência externa (ou a mínima interferência possível), evitando, assim, movimentações físicas e sistêmicas dos itens selecionados no momento da apuração.

No inventário anual de estoque, um dos pontos críticos é a organização prévia dos itens para que a contagem flua de forma rápida, evitando recontagens para apurar divergências e, consequentemente, atrasar o encerramento da atividade (já que o volume de itens normalmente é elevado).

A organização dos itens envolve o agrupamento dos itens embalados em lotes definidos que facilitem a contagem e a identificação nas áreas de armazenagem. É imprescindível termos uma equipe treinada para contagem e controle do processo, a fim de encerrá-lo dentro do prazo e ser validado pelo *staff* da controladoria ou auditoria, que deve acompanhar todo o processo.

A contagem deve ser feita "às cegas", ou seja, uma contagem física sem visualização do saldo do sistema. Se a primeira contagem está de acordo com a quantidade que consta no sistema, não há a necessidade de uma segunda contagem; caso contrário, deve-se fazer a segunda contagem. Se houver ainda alguma divergência entre a primeira e segunda contagem, uma terceira contagem deve ser acompanhada pela liderança, para definir a quantidade exata que deverá ser registrada no sistema de controle do estoque.

Os inventários rotativos seguem o mesmo processo anterior. Selecionam-se os itens que serão inventariados em dias predeterminados, de forma que, ao longo do ano, o estoque seja 100% contado. Nesse tipo de inventário, deve-se definir a frequência das contagens dos itens conforme sua posição na curva ABC de consumo, por exemplo: três contagens anuais para os itens da curva A, duas contagens para a curva B e uma contagem para os restantes. O inventário rotativo pode substituir o inventário anual, se assim for acordado entre a diretoria financeira e a auditoria externa.

Outras contagens complementares são feitas para os itens críticos, de maior custo unitário, como medicamentos controlados, vacinas, etc. Essas contagens podem ocorrer diariamente, duas vezes por semana ou até mesmo semanalmente, e precisam seguir as mesmas recomendações dos processos citados anteriormente. Tanto os inventários rotativos como as contagens complementares têm valor inestimável para identificar as causas de todo e qualquer desvio significativo e para que se execute a sua correção imediata, evitando consequências como o abastecimento extraordinário e a quebra de estoque.

> **PONTOS IMPORTANTES DO CAPÍTULO**
>
> Na área hospitalar, efetuar as reposições de estoque (para evitar faltas), sem impacto financeiro, é sempre um grande desafio.
>
> No caso de itens imprescindíveis, o departamento de compras deve manter um acordo comercial ativo com mais de um fornecedor para cada família de itens. Produtos com menor risco de falta podem ser administrados com compras mais recorrentes.
>
> A maioria dos itens da área hospitalar apresenta identificação com código de barras, que contém a descrição do produto, a apresentação farmacêutica e o fabricante. Alguns poucos fabricantes, entretanto, já utilizam o DataMatrix, que traz também o lote, a validade e, alguns casos, até o número serial do fornecedor ou fabricante.
>
> Medicamentos termolábeis precisam de equipamentos de armazenagem apropriados (câmara fria, refrigeradores ou freezers) e de fonte alternativa de energia para o caso de queda da fonte primária.

# Rastreabilidade 4

Nilson Gonçalves Malta

A utilização segura de medicamentos no sistema de saúde requer diversos cuidados. É notória a preocupação da indústria farmacêutica, com produções de alto nível de qualidade e controle que envolvem inúmeros registros de todos os processos adotados, desde as matérias-primas utilizadas até o controle pós-produção, por meio de um processo rígido de garantia de qualidade. Com isso, diante de qualquer desvio de qualidade observado, a indústria consegue avaliar todas as etapas do processo produtivo, além de realizar testes em contraprovas mantidas em seus laboratórios.

Após a introdução do medicamento no mercado, no entanto, podem ocorrer problemas ligados à qualidade do produto original ou ao processo envolvido nas unidades hospitalares, colocando o paciente em risco. Pensando nesse contexto, são necessários controles adicionais no serviço de saúde, de forma a manter a segurança do paciente em relação ao uso de medicamentos adequados ao tratamento, assim como a possibilidade de rastrear os registros completos de todo o processo, desde o recebimento dos estoques até a administração ao paciente.

Neste capítulo, vamos trabalhar esse cenário, oferecendo ferramentas para que a instituição hospitalar consiga cumprir com os requisitos de segurança e eficácia.

## Identificação dos medicamentos

Por meio da RDC nº 71/2009 (BRASIL, 2009b), que estabelece as diretrizes para a rotulagem de medicamentos, algumas informações são fundamentais e obrigatórias para a completa identificação de um medicamento.

As embalagens secundárias devem ter, por exemplo, o nome da marca, a denominação genérica e tarjas de identificação com inscrições relacionadas ao seu tipo de controle. Número de lote e validade são atributos essenciais para garantir o uso seguro dos medicamentos, mas a maneira com que são apresentados nos cartuchos não é suficientemente segura para a operação da farmácia hospitalar. Da mesma forma, a identificação das embalagens primárias é insuficiente nesse requisito. Os sólidos orais apresentam uma característica ainda mais problemática, que vamos discutir com mais detalhes a seguir.

Diferentemente do que ocorre em farmácias e drogarias, a dispensação de medicamentos nos hospitais é realizada na menor unidade de consumo. Enquanto nas drogarias a venda ocorre em caixas (embalagens secundárias, com "x" unidades), a dispensação para o paciente hospitalizado é feita por unidade (comprimido, cápsula, ampola, etc.), como mostra a foto 4.1. Nas instituições com a dispensação por dose unitária, o medicamento é ofertado em condições ainda mais elaboradas, preparado com todas as identificações pertinentes ao paciente e pronto para o uso, conforme a dose prescrita e sem nenhum tipo de diluição ou cálculo posteriores necessários adicionais, conforme apresentado na foto 4.2.

**Foto 4.1 – Sólidos orais em embalagem unitarizada**

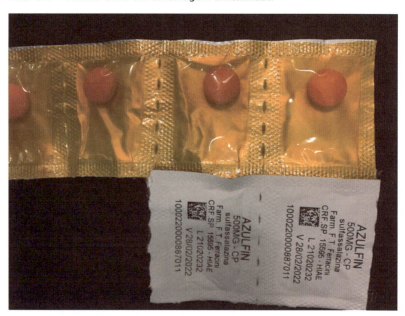

**Foto 4.2 – Medicamento injetável pronto para uso**

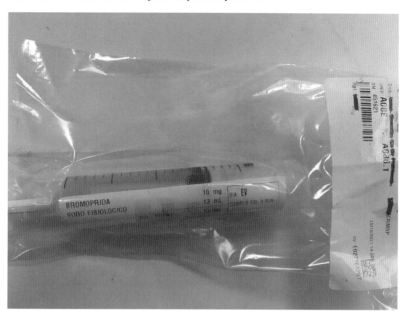

## O que é a rastreabilidade de medicamentos nos hospitais?

Para garantir a segurança do paciente, a farmácia hospitalar precisa ser capaz de localizar cada lote de medicamento disponível nas suas instalações, dispondo de mecanismos que assegurem o uso de medicamento em condições apropriadas. Também deve ter um controle que permita identificar os pacientes que fizeram uso de cada lote, quando necessário.

### Identificação dos lotes

A RDC nº 71/2009 menciona que a identificação dos lotes dos medicamentos pode ser em alto ou baixo relevo, com ou sem cor. A foto 4.3 mostra um exemplo de identificação.

**Foto 4.3 – Impressão em baixo relevo**

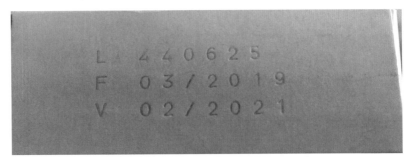

Embora a RDC nº 71/2009 prescreva que a impressão deve ser facilmente compreensível, legível e indelével, sabemos que, na prática, ainda pode haver eventuais dificuldades na leitura dessas informações.

Durante o recebimento de mercadorias da unidade hospitalar, para obter o registro do lote e sua validade correspondente, é necessário transcrever esses dados no sistema informatizado. A partir da condição apresentada, é alta a possibilidade de erro de leitura (e, consequentemente, de digitação). É comum, por exemplo, equívoco entre o número "8" e a letra "B" e entre o número "0" e a letra "O". Em caso de eventual necessidade de recolhimento de um lote de medicamento, seja por determinação da Anvisa ou recolhimento voluntário pelo fabricante, o rastreio deste produto no hospital fica prejudicado.

Ampliando o processo para a dispensação ao paciente, vemos um impacto adicional. O medicamento deve ser dispensado na sua menor unidade de consumo. Nos medicamentos injetáveis, a identificação de lote e validade é impressa no rótulo ou diretamente sobre o vidro. Nos sólidos orais, é gravada em baixo relevo, apenas uma vez e em uma lateral do blíster. Para manter o registro dos lotes dispensados e garantir que eles estejam próprios para o consumo, há uma tarefa de altíssima complexidade se dependermos apenas das informações disponíveis no rótulo.

É por isso que os hospitais precisam adequar a identificação dos medicamentos seguindo processos de unitarização e etiquetagem. Nesses processos, a impressão do código de barras garante o registro adequado nas movimentações internas, dispensação e administração.

**Foto 4.4 – Etiquetagem em ampolas**

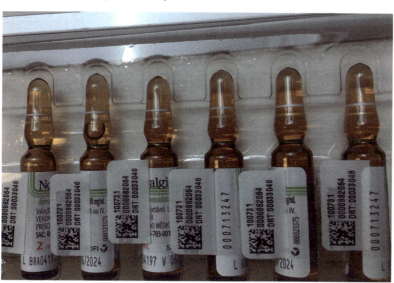

## Código de barras

O código de barras é uma ferramenta fundamental para garantir o registro informatizado, com precisão e eficiência no processo logístico de medicamentos. A utilização de leitores ópticos favorece essa etapa. A seguir, veremos com mais detalhes alguns modelos de códigos de barra, assim como seus conteúdos.

### O código na embalagem secundária: padrão internacional global

Atualmente, os medicamentos já recebem identificação por códigos de barras nas embalagens secundárias, conforme previsto pela Portaria nº 801/1998 (BRASIL, 1998a). Esse código, muito difundido com o nome EAN, traz as informações pertinentes ao fabricante e ao produto. É um padrão de codificação amplamente utilizado entre as diversas cadeias comerciais, garantindo a interoperabilidade comercial e facilitando bastante os processos logísticos, o controle de estoque e o fluxo de clientes nos caixas das lojas.

O código EAN, recentemente renomeado GTIN (Global Trade Item Number ou Número Global de Item Comercial), é uma identificação do produto. O código EAN definido para as unidades de venda no varejo é um código de 13 dígitos (atualmente, GTIN-13), que porta um critério importante de segurança: o dígito verificador calculado. Os códigos GTIN são gerenciados e concedidos globalmente a empresas associadas à GS1.[1] Portanto, para a finalidade pretendida nos hospitais, não é o código apropriado.

**Figura 4.1 – GTIN-13**

## O código adequado: GS1 DataMatrix

Como já comentamos, o código atualmente presente nas embalagens secundárias e a ausência de código nas embalagens primárias são uma grande fonte de preocupação e causadores de potenciais eventos adversos decorrentes do uso inadequado de medicamentos. Os códigos que devem ser impressos nas embalagens primárias e secundárias precisam conter informações mínimas, como GTIN, lote e validade.

O código globalmente instituído para esse tipo de identificação é o GS1 DataMatrix, mostrado na figura 4.2. Esse código tem uma representação bidimensional e pode ser impresso em espaços reduzidos, mantendo-se ainda a sua legibilidade mesmo com leitores de varejo. Os leitores tradicionalmente utilizados não são compatíveis com esses códigos, pois os códigos lineares são lidos por leitores com tecnologia de *laser* linear, enquanto os códigos bidimensionais exigem leitores baseados em câmera.

---

[1] A GS1 Brasil é representada pela Associação Brasileira de Automação – GS1 Brasil. Trata-se de uma organização presente em mais de 110 países, sem fins lucrativos e que desenvolve e mantém padrões globais para comunicação empresarial. Dessa forma, colabora para o processo de automação das cadeias de suprimentos, desde a matéria-prima até o consumidor final.

**Figura 4.2 – GS1 DataMatrix**

O código GS1 DataMatrix tem capacidade de portar informações diversas, estruturadas em identificadores de aplicação (AI, ou IA). Para os medicamentos, os AIs necessários são: 01 (GTIN-14, identificação de produto, com 14 dígitos), 17 (validade) e 10 (lote).

Com esse conteúdo, ao fazer a captura eletrônica, os dados de lote e validade do produto já são importados automaticamente para o sistema logístico da instituição no ato do recebimento. Assim, já é feita a validação considerando se o produto recebido está de acordo com o pedido feito ao fornecedor e se está dentro do prazo de validade conforme as regras próprias da instituição. Se houver a possibilidade no sistema, também é possível recusar o recebimento de lotes recolhidos conforme publicações oficiais. Quando o DataMatrix é aplicado nas embalagens primárias, o medicamento pode ser identificado e registrado em cada uma das etapas do seu uso até o ato da administração à beira do leito.

O desafio ainda é mobilizar e sensibilizar os fabricantes para a aplicação em larga escala desse tipo de código nas embalagens primárias e secundárias, evitando retrabalho nos hospitais e, consequentemente, minimizando riscos aos pacientes. Como regra, mesmo que o hospital utilize mais de um sistema em sua gestão, os códigos GS1 (padrão comercial mundialmente utilizado) são costumeiramente aptos a fazer a sua interpretação sem necessidade de desenvolvimentos.

## Códigos alternativos

Quando não se pode contar com a ação dos fabricantes, o hospital precisa atuar proativamente, criando suas próprias identificações. O código de barras a ser aplicado não tem necessidade de estar em padrão comercial, embora seja desejável.

Vamos iniciar apresentando como formatar o conteúdo do código de barras para a identificação correta do medicamento, cabendo a cada instituição encontrar a melhor alternativa diante da sua realidade de processos, sistemas informatizados disponíveis e capacidade.

**Código PRODUTO + LOTE**

Neste cenário, são inseridas no código de barras as informações de código de produto e lote. Para que os sistemas consigam identificar de maneira precisa, o ideal é que o código de produto tenha sempre um número fixo de caracteres, assim como a quantidade de caracteres do lote.

O sistema poderá tratar o código "posicionalmente", fazendo a identificação de porções dele. Por exemplo, o caso 1 do quadro 4.1. Outra forma de utilizar essa alternativa em instituições cujos códigos de produtos apresentam número variável de caracteres é aplicando um caractere especial "separador", que serve de baliza para o sistema identificar onde termina a informação do código do produto e, então, reconhecer a identificação do lote, conforme elucida o caso 2 do quadro 4.1. Note que, neste cenário, não é necessário inserir a validade, uma vez que o *software* da instituição foi alimentado com essa informação no ato de recebimento do produto, então a associação produto/lote só poderá fazer referência a uma única validade. A inserção da validade no código pode ser necessária se a instituição utilizar mais de um sistema ou algum sistema legado demandar essa informação, conforme exemplificado no caso 3 do quadro 4.1.

É importante reforçar que, quanto mais sistemas a instituição utilizar, mais complexa ficará a implementação, pois todos esses sistemas deverão ser programados de forma adequada e funcional, atendendo com eficácia à identificação customizada adotada.

**Quadro 4.1 – Códigos customizados**

| Caso | Código do medicamento | Lote | Validade | Código de barras |
|------|------------------------|------|------------|-------------------|
| 1 | ABC | 1234 | 31/12/2030 | ABC1234 |
| 2 | ABC | 78901 | 31/12/2029 | ABC\|78901 |
|   | QRST | 656 | 31/10/2027 | QRST\|656 |
| 3 | ABC | 6567 | 30/11/2029 | ABC\|6567\|30112029 |

## Código serializado

Embora tenha maior complexidade, há uma vantagem adicional nesse tipo de código. Os medicamentos recebem um número individualizado para cada unidade, e a vantagem está na vinculação do item dispensado ao paciente. Quando ocorrer uma eventual devolução, o sistema busca na base para qual paciente este produto foi dispensado e faz o estorno, não sendo necessário que o medicamento seja devolvido com alguma identificação do cliente.

O número individualizado pode ser aplicado de duas maneiras:

▶ número serial puro;

▶ código do produto + número serial.

Em ambos os casos, o sistema tem condição de fazer todas as correlações de validade e lote internamente. A principal desvantagem, no entanto, caberá às instituições que utilizam mais de um *software*, o que torna a interoperabilidade mais complexa.

## Tipos de códigos de barras

Existem diversos formatos de impressão de códigos de barras. Aparentemente, eles não parecem diferentes, já que todos são compostos por barras brancas e pretas de espessuras variadas. No entanto, há tipos que comportam somente números, e outros que comportam caracteres alfanuméricos e caracteres especiais.

Os códigos apenas numéricos costumam ser mais compactos na impressão. Os bidimensionais, mesmo fora de um padrão comercial, também são fortemente recomendados, uma vez que comportam um grande número de caracteres em espaços físicos muito pequenos. O quadro 4.2 relaciona os exemplos mais comuns.

**Quadro 4.2 – Exemplos de códigos**

| Tipo | Nome | Codificação |
| --- | --- | --- |
| Linear | Code 39 | Alfanumérico + caracteres especiais |
| Linear | Code 128 | Alfanumérico + caracteres especiais |
| Linear | Intercalado 2 de 5 | Numérico |
| Bidimensional | DataMatrix | Alfanumérico + caracteres especiais |

## A realidade dos sólidos orais

Como comentamos anteriormente, os sólidos orais são a realidade mais trabalhosa. O blíster, que acondiciona os sólidos orais, não tem identificação individual e completa para cada alvéolo, muito menos um código de barras com informação completa. Para casos assim, os hospitais adotam diferentes práticas.

Os hospitais com maior dificuldade de investimento adotam rotinas mais simples. A prática mais habitual é o recorte do blíster com tesoura e o empacotamento do blíster recortado em uma embalagem plástica ou de papel, completamente identificada com os dados do medicamento, o lote, a validade e o desejado código de barras.

Já as instituições com maior capacidade de investimento utilizam equipamentos automatizados para o processo de empacotamento e identificação de cada alvéolo. Um aspecto bastante importante a ser considerado na unitarização dos sólidos é a possibilidade de remover o medicamento do seu blíster original. Neste processo, deve-se atentar para a RDC nº 67/2007 (BRASIL, 2007), que determina a redução da validade do medicamento em 75% considerada a validade restante no ato da violação do blíster.

Hospitais com capacidade de investimento ainda maior podem utilizar tecnologias de recorte, empacotamento e identificação automáticos dos alvéolos do blíster. Com essa tecnologia, não se está sujeito à redução de validade, uma vez que o blíster permanece intacto.

## Checagem eletrônica à beira do leito

Em termos logísticos, o ciclo do medicamento se encerra quando este é administrado ao paciente. Para que o processo seja completo e rastreável, o hospital precisa de dois recursos essenciais: o sistema de prescrição eletrônica e o sistema de checagem eletrônica.

Com esses recursos, é possível fazer a captura eletrônica dos dados no código de barras, comparando o medicamento prescrito com o que o profissional de enfermagem tem em mãos. Verifica-se se há o medicamento certo para o paciente certo, na dose certa e no horário certo. Uma vez que esse processo todo é controlado eletronicamente, garante-se o registro adequado e rastreável.

## Sistema Nacional de Controle de Medicamentos (SNCM)

A Lei nº 11.903/2009 (BRASIL, 2009a) determina a criação do Sistema Nacional de Controle de Medicamentos (SNCM). Em seu preâmbulo, ela menciona a implantação de um processo de rastreamento da produção e do consumo de medicamentos por meio da tecnologia de captura, armazenamento e transmissão eletrônica de dados.

Essa lei foi revisada e atualizada pela Lei nº 13.410, de 28 de dezembro 2016, que aprimorou sua redação. Agregado de suas regulamentações atuais, a RDC nº 157/2017 (BRASIL, 2017) e a RDC nº 319/2019 (BRASIL, 2019b), o SNCM propõe o controle dos medicamentos a partir da impressão de um código bidimensional DataMatrix que contenha informações básicas, como lote, validade, número de série e número do registro da Anvisa em sua embalagem secundária.

A forma de identificação definida pelas entidades representativas do mercado farmacêutico é o GS1 DataMatrix (já discutido anteriormente) acrescido da informação do GTIN, essencial para o funcionamento do processo tanto do ponto de vista comercial como para a finalidade prevista por lei. É importante mencionar que a identificação proposta pela lei federal não contrapõe nem sobrepõe o processo de identificação das unidades primárias discutidas neste capítulo. Enquanto a identificação na unidade primária tem como objetivo controlar o consumo e garantir a segurança do paciente institucionalizado, a lei tem como meta coibir a falsificação de medicamentos, roubos, furtos e quaisquer outras ações que coloquem em risco a saúde da população pelo uso de medicamentos impróprios para consumo e potencialmente perigosos, seja pelo prejuízo no tratamento de uma doença, seja pela possibilidade de intoxicação por elementos nocivos. Portanto, ambas as ações são de altíssima relevância e convergem para a proteção do paciente.

A figura 4.3 traz uma representação gráfica da proposta de identificação das embalagens conforme critérios da lei vigente.

**Figura 4.3 – Layout de embalagem secundária com GS1 DataMatrix**

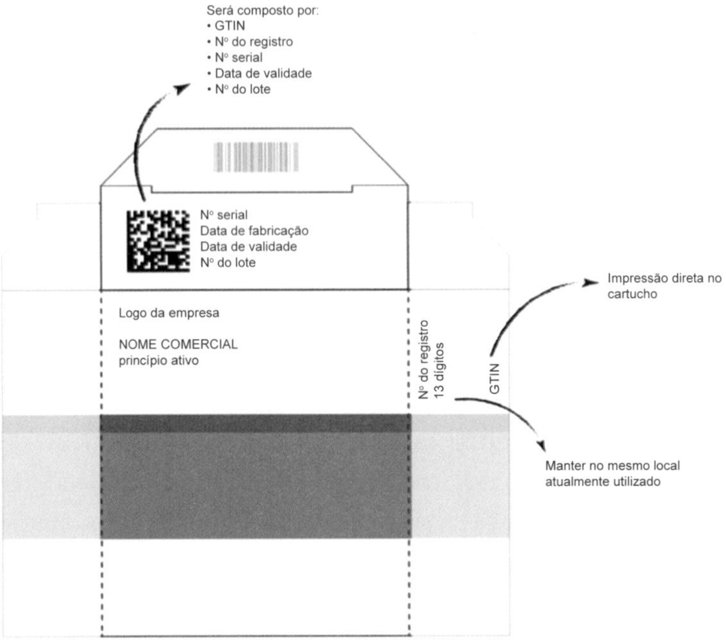

Fonte: GS1 BRASIL ([s. d.]).

Em seu escopo, além de determinar a necessidade de identificação serial, a lei também obriga que os elos comerciais (detentor de registro, distribuidor e dispensador) comuniquem a um banco de dados centralizado em órgão governamental todo e qualquer evento de surgimento de novo produto (ativação), mudança de custódia (movimentação) entre os elos e a sua finalização por qualquer que seja o motivo (dispensação, desaparecimento, quebra, etc.) (BRASIL, 2020b).

# RASTREABILIDADE

**PONTOS IMPORTANTES DO CAPÍTULO**

A farmácia hospitalar precisa ser capaz de localizar cada lote de medicamento disponível nas suas instalações. Também deve ter um controle que permita identificar os pacientes que fizeram uso de cada lote, quando necessário.

A dispensação é realizada na menor unidade de consumo (comprimido, cápsula, ampola, etc.).

Os sólidos orais são a realidade mais trabalhosa, pois o blíster não tem identificação individual e completa para cada alvéolo, muito menos um código de barras. Em hospitais com menos recursos, é prática habitual recortar o blíster com tesoura e empacotar o blíster recortado em embalagem plástica ou de papel identificada com os dados do medicamento, o lote, a validade e o desejado código de barras. Instituições maiores utilizam equipamentos automatizados para o empacotamento e a identificação do blíster.

# Medicamentos de atenção especial

**5**

Mariza Tobias da Silva

Alguns tipos de medicamentos precisam ser utilizados com maior atenção no ambiente hospitalar, por oferecerem riscos aos pacientes se usados incorretamente, como é o caso dos medicamentos de alta vigilância ou potencialmente perigosos.

Há também aqueles medicamentos que exigem um controle mais rígido do que o controle aplicado para substâncias ou medicamentos comuns, que são os medicamentos sujeitos a controle especial ou controlados, que, por sua ação no sistema nervoso central, podem causar dependência física ou química, devendo também ser protegidos contra furtos e desvios e dispor de controle de acesso.

Há ainda a categoria de medicamentos que apresentam risco potencial para erros de medicação, por conterem grafias e sons semelhantes, os chamados medicamentos LASA (do inglês Look Alike Sound Alike), e os medicamentos que têm sensibilidade à temperatura ambiente e, por isso, precisam ser recebidos, armazenados e transportados sob condições especiais de temperatura, que são os chamados medicamentos termolábeis (ou termossensíveis).

Todos esses medicamentos demandam fluxos especiais no seu processo de utilização na instituição, a fim de garantir segurança, efetividade e conformidade no cumprimento da legislação sanitária vigente.

É justamente na atuação do técnico de farmácia que muito se baseia o sucesso do uso racional desses medicamentos de atenção especial, em função da importância do cumprimento rigoroso das rotinas descritas no presente capítulo: desde o recebimento à dispensação ao pessoal assistencial, garantindo a segurança do paciente.

# Medicamentos termolábeis

Medicamentos termolábeis são aqueles cuja especificação de temperatura máxima é igual ou inferior a 8 °C. Esses produtos são particularmente sensíveis às variações de temperaturas e precisam ser armazenados e transportados em equipamentos refrigerados e com monitoramento constante de controle de temperatura.

> Ao serem expostos a condições diferentes daquelas indicadas pelo fabricante, seja no armazenamento ou no transporte, os termolábeis podem sofrer alterações irreversíveis. Essas, por sua vez, fazem com que percam sua eficácia, como a diminuição de potência, redução de prazo de validade e alterações na toxicidade.
>
> O principal problema nestes casos é que essas mudanças podem ser imperceptíveis a olho nu, mas com grandes riscos ao paciente que consumir o produto. (SENSORWEB, 2020)

Os produtos termolábeis geralmente são produzidos com biotecnologia, sendo derivados de proteínas. Altas temperaturas e o congelamento são os fatores principais que impactam os perfis de estabilidade desses produtos, podendo comprometer a sua qualidade e eficácia por causar alterações na sua estrutura molecular.

São exemplos de termolábeis:

- ▶ vacinas;
- ▶ imunoglobulinas;
- ▶ insulinas;
- ▶ anticorpos monoclonais.

Para sua conservação, os medicamentos termolábeis precisam ser submetidos à cadeia de frio, que é um processo logístico que se inicia na saída do medicamento do fabricante (englobando armazenagem, conservação, manuseio, distribuição e transporte) até o seu destino, para manter a temperatura dentro da especificação de 2 °C a 8 °C.

Dentro de um hospital, a cadeia de frio (processo logístico) tem início no recebimento do medicamento termolábil e se encerra no momento da administração ao paciente. Ou seja, trata-se de um ciclo de conservação que demanda manutenção e monitoramento constantes, para que seja preservada a qualidade do produto e a sua eficácia.

**Figura 5.1 – Cadeia de frio para medicamentos termolábeis**

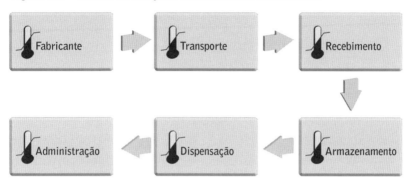

## Objetivos da Rede de Frio

O objetivo da Rede de Frio é assegurar a manutenção da qualidade do produto termolábil, para que seu princípio ativo e seu produto final não sofram alterações, comprometendo as características físico-químicas, a efetividade e a estabilidade desse produto.

Quando as normas adequadas de armazenamento e transporte dos produtos não são cumpridas, podem ocorrer:
- a perda da eficácia do produto ao longo de sua vida útil;
- o aumento de eventos adversos;
- a necessidade de descarte do produto.

Se um produto termolábil sofre um desvio de temperatura, diz-se que ele sofreu uma excursão de temperatura. A temperatura do produto pode ter ficado abaixo de 2 °C ou acima de 8 °C. A excursão pode ocorrer durante os processos de fabricação, embalagem, expedição ou distribuição. Quando já em poder das instituições de saúde, se o produto não for mantido dentro da faixa de temperatura especificada pelo fabricante, as excursões também podem acontecer durante o uso pelo paciente.

> O estudo de Sanches (2015) explica em detalhes os principais desafios da cadeia de frio na indústria farmacêutica.

## Monitoramento e controle de temperatura

O monitoramento e o controle de temperatura para esses medicamentos devem ser rigorosos. As entradas e as retiradas dos equipamentos de refrigeração devem ser programadas justamente para diminuir as variações de temperatura. Esse registro pode ser feito de forma manual ou automática.

## Equipamentos

Os equipamentos envolvidos na armazenagem de medicamentos termolábeis devem ter, além da fonte primária de energia elétrica, uma fonte alternativa capaz de efetuar o suprimento imediato de energia no caso de falhas da fonte primária. Devem também ser elaborados planos de contingência para proteger esses medicamentos em caso de falha da energia elétrica ou dos equipamentos de armazenamento.

Refrigeradores devem ter portas de vidro, para diminuir a necessidade de verificações com a porta aberta, e sistema de ar forçado, para homogeneização de temperatura em todos os pontos do equipamento, importantes para garantir condições adequadas e manutenção da estabilidade desses medicamentos. Os termômetros utilizados devem ser calibrados periodicamente, e refrigeradores e geradores devem contar com um plano de manutenção preventiva.

## Recebimento e expedição

No recebimento, deve-se verificar a temperatura dos produtos por amostragem ou 100%, dependendo do número de volumes declarados no documento fiscal (se possível, verificar 100% dos volumes), utilizando um termômetro do tipo espeto ou infravermelho calibrado.

Após o recebimento, os produtos devem ser estocados o mais rápido possível em seu respectivo local de estoque. Deve-se minimizar a exposição à temperatura ambiente durante o recebimento e a expedição de medicamentos termolábeis, incluindo, se necessário, um anexo com áreas refrigeradas nos espaços de recebimento e expedição.

Deve ser registrado também o tempo total de exposição dos medicamentos termolábeis à temperatura ambiente durante as operações de recebimento e expedição.

## Armazenamento

Os produtos termolábeis devem ter prioridade de armazenagem em relação aos demais. As vacinas e demais imunobiológicos, por exemplo, são produtos ainda mais sensíveis, que exigem excelentes condições de estocagem, devendo-se evitar ao máximo também a exposição a qualquer tipo de luz.

A distribuição dentro dos equipamentos de refrigeração deve permitir a circulação uniforme do ar frio entre as embalagens. Recomenda-se deixar espaço entre os produtos e as paredes internas dos equipamentos (5 cm) e do piso (20 cm), para permitir circulação do ar e ajudar a controlar adequadamente a temperatura interna.

## Distribuição e transporte

A separação e a conferência dos produtos são pontos críticos do processo de distribuição por requererem alguns cuidados especiais, como climatização e monitoramento ou controle ambiente.

O transporte de medicamentos termolábeis deve ser feito em caixas térmicas. Os produtos devem ser embalados e acondicionados conforme os padrões determinados nos estudos de qualificação térmica, de modo a garantir que a embalagem utilizada mantenha a temperatura adequada durante todo o transporte do produto termolábil. Além disso, deve ser realizado o monitoramento de temperatura durante o armazenamento e o transporte desses produtos.

## Programa Nacional de Imunizações

Os imunobiológicos se referem à categoria dos soros, das vacinas e das imunoglobulinas capazes de proteger, reduzir a severidade ou combater doenças específicas e agravos. Essas substâncias atuam no sistema imunológico – nosso sistema de defesa, que tem como característica biológica a capacidade de reconhecer estruturas moleculares específicas, os antígenos, e desenvolver uma resposta diante desses estímulos, provocando a sua destruição ou inativação.

Os imunobiológicos também são produtos termolábeis (sensíveis ao calor e ao frio) e fotossensíveis (sensíveis à luz). Por isso, devem ser armazenados, transportados, organizados, monitorados, distribuídos e administrados adequadamente, de forma a manter sua eficácia e potência, ou seja, sua capacidade de resposta. A potência é um dos fatores que interfere na magnitude e na duração da resposta imune.

Adjuvantes são substâncias acrescentadas às vacinas para aumentar a sua capacidade imunogênica, melhorando a resposta imunológica do paciente e estimulando a produção de anticorpos. Além disso, podem contribuir para que a reação ocorra com maior rapidez, diminuindo a quantidade de antígenos (vírus ou bactérias) na substância, reduzindo custos e viabilizando o acesso para a população. Por outro lado, os adjuvantes (como é o caso do hidróxido de alumínio) conferem às vacinas uma maior sensibilidade a baixas temperaturas.

O Programa Nacional de Imunizações (PNI) foi estabelecido em 1973 e tem como missão reduzir a morbimortalidade por doenças imunopreveníveis a partir de ações integradas de vigilância em saúde para promoção, proteção e prevenção em saúde da população brasileira. É um dos maiores programas de vacinação do mundo, reconhecido nacional e internacionalmente.

Esse programa tem um papel importante no SUS, garantindo que todo cidadão tenha acesso às vacinas recomendadas pela OMS, sempre de forma gratuita, sendo o responsável pela imunização em massa da população brasileira. Graças à vacinação maciça da população foi possível, por exemplo, a erradicação da varíola e da poliomielite no Brasil. Mais recentemente, a imunização, no início de 2021, também exerceu papel fundamental para evitar um número ainda maior de mortes por covid-19 no país.

### PNI e a pandemia de covid-19

Em 31 de dezembro de 2019, a OMS recebeu o alerta de um surto de pneumonia na cidade de Wuhan, na China. Tratava-se de uma nova cepa de coronavírus que ainda não havia sido identificada em seres humanos. No dia 30 de janeiro de 2020, a OMS declarou que o surto do novo coronavírus constituía uma Emergência de Saúde Pública de Importância Internacional (ESPII), ou seja, o mais alto nível de alerta da Organização Mundial da Saúde.

Esse vírus recebeu o nome de SARS-CoV-2, sendo o responsável pela doença chamada covid-19. Rapidamente disseminada para vários países, no dia 11 de março de 2020 a OMS declarou a covid-19 como pandemia. No Brasil, o Ministério da Saúde já havia decretado emergência em 4 de fevereiro de 2020, antes da confirmação do primeiro caso, em 20 de fevereiro do mesmo ano.

Diante da necessidade urgente de controlar e pôr um fim à pandemia, a demanda por imunizantes mostrou-se altíssima. Até o início de 2022, as vacinas que faziam parte do programa de imunização contra a covid-19 eram Pfizer/BioNTech, CoronaVac (Butantan/Sinovac), Janssen (Johnson & Johnson) e AstraZeneca/Oxford. No mundo todo, as pesquisas prosseguiam não só em relação aos imunizantes como também em relação a medicamentos para tratar a covid-19. O quadro 5.1 apresenta um resumo das vacinas contra a covid-19 disponíveis já em final de 2020 e início de 2021.

## Cuidados no armazenamento de imunobiológicos

Faz parte das atribuições do PNI garantir a qualidade dos imunobiológicos adquiridos e ofertados à população. Por isso, ele conta com uma rede nacional constituída por uma estrutura física e um sistema de controle (a Rede de Frio) que torna viável o seu processo logístico (a cadeia de frio). Para garantir que todas as vacinas cheguem com a mais perfeita qualidade e dentro dos padrões máximos de conservação, o governo conta com uma área específica para armazenamento das vacinas e sua distribuição. O órgão é responsável por garantir o controle da temperatura, evitando a deterioração dos imunobiológicos durante o transporte e o armazenamento nas unidades de saúde espalhadas pelo Brasil.

**Quadro 5.1 – Imunizantes contra a covid-19**

| Vacina | Fabricante | Nº de doses | Tecnologia | Observação | Grau de segurança | Questionamentos | Conservação | Preço (em dólares) |
|---|---|---|---|---|---|---|---|---|
| CoronaVac | Sinovac (Butantan) | 2 | Vírus inativado | Tecnologia muito utilizada (por exemplo, sarampo, poliomielite). | Alta segurança. | Dúvidas sobre imunidade de longa duração. | De 2 °C a 8 °C | 10 |
| ChAdOx1 nCoV-19 | AstraZeneca/ Oxford (Fiocruz) | 2 | Vetor viral | Tecnologia nova usada inicialmente pela Pfizer para a vacina do ebola. Parte do coronavírus é envolta em vírus DNA de macaco. | Eventos relatados de coágulos. | Erro na fase de teste com aplicação de ½ dose, que se mostrou mais eficaz que a dose inteira. | De 2 °C a 8 °C | 3 |
| BNT162b2 | Pfizer/BioNTech | 2 | mRNA | Tecnologia disruptiva, incialmente indicada para combater câncer. Redirecionada para fabricação de vacina, foi testada em um largo intervalo. | Relatos de reação anafilática no Reino Unido, provavelmente em razão do anticongelante da formulação. | | -80 °C | 19,5 |
| mRNA-1273 | Moderna | 2 | mRNA | | 95% de eficácia na fase 3. | | -20 °C | 25 |
| Sputnik V | Instituto Gamaleya | 2 | Vetor viral | Tem diferentes trechos de vírus em cada uma das doses. | Pairam dúvidas pelo envolvimento do Estado russo. | Não foram publicados de imediato estudos clínicos. | De 2 °C a 8 °C | 10 |
| VAC31518COV3001 | Johnson & Johnson (Janssen) | 1 | Vetor viral | | 70% de eficácia. | | De 2 °C a 10 °C | |

FARMÁCIA HOSPITALAR

A estrutura da Rede de Frio do PNI está nas três esferas de gestão e é organizada em instâncias, com fluxos de armazenamento e distribuição. Fazem parte do sistema as seguintes instâncias:

▶ nacional;
▶ estadual;
▶ regional (conforme estrutura do Estado);
▶ municipal.

## Medicamentos sob controle especial

Medicamentos ou substâncias sujeitos a controle especial, também chamados "medicamentos ou substâncias controlados", são aqueles que têm ação no sistema nervoso central, podendo causar dependência física ou química, motivo pelo qual exigem um controle mais rígido do que o controle aplicado para substâncias e medicamentos comuns.

Conforme a Anvisa, também se enquadram na classificação de medicamentos controlados:

> As substâncias anabolizantes, substâncias abortivas ou que causam má-formação fetal, substâncias que podem originar psicotrópicos, insumos utilizados na fabricação de entorpecentes e psicotrópicos, plantas utilizadas na fabricação de entorpecentes, bem como os entorpecentes, além de substâncias químicas de uso das forças armadas e as substâncias de uso proibido no Brasil. (BRASIL, [s. d.])

A Portaria nº 344, de 12 de maio de 1998, da Secretaria de Vigilância Sanitária do Ministério da Saúde (SVS/MS), é a principal legislação nacional sobre o comércio de medicamentos sujeitos a controle especial. As substâncias estão distribuídas em listas, conforme categoria terapêutica e tipo de notificação de receita necessária para prescrição.

**Quadro 5.2 – Relação das substâncias controladas pela Portaria nº 344/1998**

| Lista | Denominação | | Notificação de receita |
|---|---|---|---|
| A1 | Lista das substâncias entorpecentes | | Receita "A" (cor amarela) |
| A2 | Lista das substâncias entorpecentes de uso permitido somente em concentrações especiais | | Receita "A" (cor amarela) |
| A3 | Lista das substâncias psicotrópicas que também são sujeitas a notificação de Receita "A" devido a sua ação e concentração | | Receita "A" (cor amarela) |
| B1 | Lista das substâncias psicotrópicas | | Receita "B" (cor azul) |
| B2 | Lista das substâncias psicotrópicas anorexígenas | | Receita "B2" (cor azul) |
| C1 | Lista das outras substâncias sujeitas a controle especial | | Receita de Controle Especial em duas vias |
| C2 | Lista de substâncias retinoicas | | Notificação de Receita Especial |
| C3 | Lista de substâncias imunossupressoras | | Notificação de Receita Especial |
| C5 | Lista das substâncias anabolizantes | | Receita de Controle Especial em duas vias |
| D1 | Lista de substâncias precursoras de entorpecentes e/ou psicotrópicos | | Receita Médica sem Retenção |
| D2 | Lista de insumos químicos utilizados para fabricação e síntese de entorpecentes e/ou psicotrópicos | | Sujeitos a Controle do Ministério da Justiça e Segurança Pública |
| E | Lista de plantas que podem originar substâncias entorpecentes e/ou psicotrópicas | | – |
| F | Lista das substâncias de uso proscrito no Brasil | F1 Substâncias entorpecentes | – |
| | | F2 Substâncias psicotrópicas | – |
| | | F3 Substâncias precursoras | – |
| | | F4 Outras substâncias | – |

Fonte: adaptado de Brasil (1998b).

FARMÁCIA HOSPITALAR

A Portaria nº 344/1998 dispensa os hospitais de notificação de receita para os pacientes internados. Para a aquisição de medicamentos sujeitos a controle especial fora do ambiente hospitalar, é necessário preencher a notificação de receita e/ou receituário branco de controle especial em duas vias, de acordo com a lista (classificação) a qual pertence o medicamento. Desde fevereiro de 2019 (Lei nº 13.732/2018), todas as receitas de medicamentos controlados têm validade nacional, facilitando a compra de medicamentos com receita em qualquer estado ou no Distrito Federal, independentemente da unidade federada onde ela foi emitida.

No ambiente hospitalar, a exposição aos medicamentos controlados é grande, sendo necessário estabelecer procedimentos seguros para a utilização desses produtos na instituição. Em todos os locais em que são utilizados, é preciso garantir os processos corretos de armazenagem, dispensação, descarte, controle e registros destas substâncias. As questões de abuso e risco de desvios relacionados a tais medicamentos, principalmente os opioides, como morfina e fentanil, são pontos de atenção em todo o fluxo de utilização no ambiente hospitalar, desde o seu recebimento até a administração ao paciente.

## Recebimento

Após a conferência física de 100% dos volumes, os medicamentos devem ser imediatamente direcionados aos locais de armazenamento, com restrições de acesso.

## Armazenamento

O armazenamento desses medicamentos deve ser realizado em gavetas ou armários trancados por chave ou outro dispositivo que restrinja o acesso somente a pessoas autorizadas. Os locais de armazenamento devem ser exclusivos, não sendo permitida, conforme legislação vigente na Portaria nº 344/1998, a presença de outros tipos de medicamentos ou produtos no mesmo ambiente. Mesmo quando vencidos, devem permanecer em locais trancados, até que seja feito o seu descarte final autorizado pela Vigilância Sanitária.

## Controle

Devem ser realizadas contagens periódicas para monitoramento e controle dos estoques.

## Prescrição e dispensação

A prescrição deve ser adequada à terapia medicamentosa do paciente. Antes da dispensação, toda prescrição médica precisa passar pela avaliação do farmacêutico, para identificar não conformidades. Em caso de dúvidas, o farmacêutico deve contatar o prescritor de maneira educada, ética e profissional, a fim de obter os esclarecimentos necessários. Esse contato contribui para o uso correto e adequado dos medicamentos, que devem ser dispensados em modo oportuno, ao paciente certo, na dose correta, em condições adequadas de utilização e com rastreabilidade de lote e validade.

## Administração

Medicamentos controlados devem ser administrados de modo a garantir que sejam destinados ao paciente certo, na dose, via de administração, frequência e horários certos. No caso de medicamentos controlados prescritos em dosagens fracionadas, as doses não utilizadas devem ser descartadas, preferencialmente com testemunha.

## Registros

Vimos que a Portaria nº 344/1998 dispensa os estabelecimentos hospitalares de notificação de receita. De acordo com a legislação vigente, a farmácia deve escriturar e manter no setor, para efeito de fiscalização e controle, livros de registros específicos, informando as movimentações de estoque desses produtos. Os livros de registros específicos informatizados são elaborados somente após avaliação e autorização da autoridade sanitária local.

Conforme a Portaria nº 344/1998, a farmácia hospitalar deverá abrir um livro para cada conjunto de listas constantes, a saber:

- **entorpecentes:** pertencentes às listas A1 e A2;
- **psicotrópicos:** pertencentes às listas A3, B1 e B2;
- **medicamentos/substâncias de controle especial:** pertencentes às listas C1, C2, C4 e C5;
- **substâncias imunossupressoras:** pertencentes à lista C3.

Esses livros devem permanecer arquivados por 2 anos e, no caso da lista C3, por 5 anos.

## Produtos sob controle da Polícia Federal

Algumas substâncias e produtos químicos têm sido desviados de suas legítimas aplicações para serem usados ilicitamente, como precursores, solventes, reagentes diversos e adulterantes ou diluentes, especialmente para a produção e fabricação de entorpecentes e substâncias psicotrópicas.

Por isso, essas substâncias são controladas pela Polícia Federal por meio do envio de mapas de controle mensais, em que se informa a movimentação de entradas e saídas desses produtos na instituição, também identificando seus fornecedores. Entre as substâncias que são utilizadas nos hospitais e exigem esse controle estão acetona, éter, clorofórmio, carbonato de sódio anidro e permanganato de potássio (exceto quando classificado como medicamento).

## Medicamentos de alta vigilância ou potencialmente perigosos

Os medicamentos de alta vigilância, também conhecidos como medicamentos potencialmente perigosos, são aqueles com alto risco de provocar danos significativos ao paciente se administrados de forma errada. Os erros associados a esses medicamentos podem não ocorrer em maior frequência, mas suas consequências tendem a ser mais graves, podendo ocasionar danos permanentes ou mesmo a morte.

O Institute for Safe Medication Practices (ISMP) e outras organizações dedicadas à segurança do paciente recomendam que profissionais da saúde, bem como todos os envolvidos nos processos de produção e utilização de medicamentos de alta vigilância, conheçam os riscos associados ao uso desses medicamentos, implementando barreiras especiais que previnam a ocorrência de erros.

Os exemplos mais frequentemente citados de medicamentos de alta vigilância incluem insulinas, opioides, agentes quimioterápicos, antitrombóticos, anticoagulantes, trombolíticos, medicamentos que tenham uma faixa terapêutica estreita (por exemplo, digoxina), agentes bloqueadores neuromusculares e medicamentos administrados por via peridural ou intratecal.

As estratégias para a prevenção de erros envolvendo esses medicamentos podem incluir:

- ▶ padronização de sua prescrição, por meio da implantação de protocolos;
- ▶ adoção de medidas de segurança para sua identificação e armazenamento, como etiquetas e rótulos auxiliares de alertas;
- ▶ adequações para dispensação e preparo seguros;
- ▶ implantação de sistema de suporte a decisões clínicas, com emissão de alertas automatizados;
- ▶ limitação do acesso a esses medicamentos;
- ▶ ampla disponibilização de informações sobre esses medicamentos para profissionais e pacientes.

Além disso, o uso de redundâncias, como a dupla checagem (duplo *check*) independente associada a essas medidas, contribui para maior segurança no processo de sua utilização.

Conforme o Instituto para Práticas Seguras no Uso de Medicamentos (ISMP BRASIL, 2019b, p. 5), as recomendações para prevenção de erros de medicação envolvendo medicamentos potencialmente perigosos são baseadas nos três princípios a seguir:

**1.** Reduzir a possibilidade de ocorrência de erros.

**2.** Tornar os erros visíveis.

**3.** Minimizar as consequências dos erros.

Tais princípios orientam o desenvolvimento de estratégias para redução de erros envolvendo esses medicamentos, que devem ser fundamentadas na simplificação e na padronização de procedimentos.

FARMÁCIA HOSPITALAR

# MEDICAMENTOS DE ATENÇÃO ESPECIAL

**Quadro 5.3 – Relação de medicamentos potencialmente perigosos de uso hospitalar[1]**

| Classes terapêuticas |
| --- |

Agonistas adrenérgicos endovenosos (por exemplo, epinefrina, fenilefrina, norepinefrina).

Água estéril para injeção, inalação e irrigação em embalagens de 100 mL ou volume superior.

Analgésicos opioides endovenosos, transdérmicos e de uso oral (incluindo líquidos concentrados e formulações de liberação imediata ou prolongada).

Anestésicos gerais, inalatórios e endovenosos (por exemplo, propofol, cetamina).

Antagonistas adrenérgicos endovenosos (por exemplo, propranolol, metoprolol).

Antiarrítmicos endovenosos (por exemplo, lidocaína, amiodarona).

Antineoplásicos de uso oral e parenteral.

Antitrombóticos
- Anticoagulantes (por exemplo, varfarina, heparina não fracionada e heparina de baixo peso molecular).
- Anticoagulantes orais diretos e inibidores do fator Xa (por exemplo, dabigatrana, rivaroxabana, apixabana, edoxabana, fondaparinux).
- Inibidores diretos da trombina (por exemplo, bivalirrudina, dabigatrana).
- Inibidores da glicoproteína IIb/IIIa (por exemplo, abciximabe, tirofibana).
- Trombolíticos (por exemplo, alteplase, tenecteplase, estreptoquinase).

Bloqueadores neuromusculares (por exemplo, suxametônio, rocurônio, pancurônio, vecurônio).

Cloreto de sódio hipertônico injetável com concentração maior que 0,9%.

Glicose hipertônica com concentração superior ou igual a 20%.

Inotrópicos endovenosos (por exemplo, milrinona, deslanosideo, levosimendana).

Insulina subcutânea e endovenosa (em todas as formas de apresentação e vias de administração).

Medicamentos administrados por via epidural ou intratecal.

Medicamentos na forma lipossomal (por exemplo, anfotericina B lipossomal, doxorrubicina lipossomal) e seus correspondentes medicamentos na forma convencional (por exemplo, anfotericina B desoxicolato, cloridrato de doxorrubicina).

*(cont.)*

---

[1] Todas as formulações de insulina (frasco-ampola ou caneta) administradas via subcutânea ou via endovenosa são consideradas medicamentos potencialmente perigosos.

Sedativos de uso oral de ação mínima ou moderada, para crianças (por exemplo, hidrato de cloral, midazolam, cetamina – forma parenteral).

Sedativos endovenosos de ação moderada (por exemplo, dexmedetomidina, midazolam, lorazepam).

Soluções cardioplégicas.

Soluções para diálise peritoneal e hemodiálise.

Soluções de nutrição parenteral.

Sulfonilureias de uso oral (por exemplo, clorpropamida, glimepirida, glibenclamida, glipizida).

**Medicamentos específicos**

Cloreto de potássio concentrado injetável.

Epinefrina subcutânea.

Fosfato de potássio injetável.

Metotrexato de uso oral (uso não oncológico).

Nitroprussiato de sódio injetável.

Ocitocina endovenosa.

Prometazina injetável.[2]

Sulfato de magnésio injetável.

Vasopressina endovenosa e intraóssea.

Fonte: adaptado de ISMP Brasil (2019b, p. 4-5).

## Medicamentos com grafias e sons semelhantes

Os medicamentos LASA (Look Alike Sound Alike) são medicamentos com grafias e sons semelhantes. Esses tipos de medicamentos podem gerar risco de erros e trocas na sua utilização. Os problemas podem surgir no armazenamento, na prescrição, na dispensação, na administração ou em outras etapas da cadeia.

Diversas organizações mundiais dedicadas à segurança do paciente – como a Organização Mundial da Saúde, a Food and Drug Administration (FDA), o ISMP e a Joint Commission – recomendam

---

[2]    O ISMP recomenda a retirada da prometazina das instituições hospitalares como uma das 14 melhores práticas para o uso seguro de medicamentos.

a implantação de medidas de prevenção específicas para erros com esse tipo de medicamento.

Para evitar trocas e confusões, o Protocolo de Segurança na Prescrição, Uso e Administração de Medicamentos sugere o emprego de letra maiúscula e negrito para destacar partes diferentes de nomes semelhantes. A metodologia utilizada, denominada CD3, determina que os nomes dos medicamentos sejam avaliados em duas etapas (ISMP BRASIL, 2014):

▶ **Etapa 1:** o avaliador faz a leitura dos nomes semelhantes da esquerda para a direita, até o ponto em que identifica uma ou duas letras que os diferenciam. A partir deste ponto, deve-se utilizar a letra maiúscula.

▶ **Etapa 2:** procede-se à leitura da direita para a esquerda, novamente até o ponto em que sejam identificadas duas ou mais letras diferentes. Até este ponto, deve-se retornar as sílabas para letra minúscula.

O quadro 5.4 apresenta um exemplo de aplicação desse método na comparação entre clonidina e clozapina.

**Quadro 5.4 – Exemplo de aplicação do método CD3**

| Nomes semelhantes | Clonidina *versus* clozapina |
|---|---|
| Etapa 1 | cloNIDINA *versus* cloZAPINA |
| Etapa 2 | cloNIDina *versus* cloZAPina |

Fonte: ISMP Brasil (2014, p. 3).

No ambiente hospitalar, devem ser estabelecidas práticas seguras para os medicamentos com grafias e sons semelhantes, com o objetivo de prevenir erros de medicação nas etapas que envolvem a sua utilização. É recomendável que cada instituição estabeleça a sua própria relação padronizada de referência para uso no cadastro dos medicamentos em sistemas informatizados, na etiquetação e embalagem, na identificação nos locais de armazenamento e na divulgação da padronização, revisando-a anualmente.

**Quadro 5.5 – Exemplos de nomes de medicamentos com grafia ou som semelhantes por princípio ativo**

| Nome do medicamento | Confundido com | Nome do medicamento | Confundido com |
|---|---|---|---|
| **ABCIX**imabe | **BEVAC**izumabe | **BU**pivacaína | **RO**pivacaína |
| Aciclovir | **GAN**ciclovir | Bu**PROP**iona | Bus**PIR**ona |
| Ácido Fólico | Ácido Fol**ÍN**ico | Bus**PIR**ona | Bu**PROP**iona |
| Ácido Fol**ÍN**ico | Ácido Fólico | Ca**BAZ**itaxel | **PACL**itaxel |
| **ADALI**mumabe | **ALENTU**zumabe | Calci**TRIOL** | Car**VED**ilol |
| **ALENTU**zumabe | **ADALI**mumabe | Car**BAM**azepina | **OX**carbazepina |
| **ALENTU**zumabe | **BEVAC**izumabe | **CARBO**platina | **CIS**platina |
| **AL**fentanila | Fenta**NILA** | **CARBO**platina | **OXAL**iplatina |
| Alo**PUR**inol | Halo**PER**idol | Car**VED**ilol | Calci**TRIOL** |
| Ami**NOFIL**ina | Amio**DARONA** | Cefa**LOT**ina | Ce**FAZ**olina |
| Amio**DARONA** | Ami**NOFIL**ina | Cefa**LOT**ina | Cef**TRIAX**ona |
| Ami**TRIP**tilina | **NORT**riptilina | Ce**FAZ**olina | Cefa**LOT**ina |
| Aza**TIO**prina | **AZIT**romicina | Ce**FAZ**olina | Cef**OTAX**ima |
| **AZIT**romicina | Aza**TIO**prina | Ce**FAZ**olina | Cef**OX**itina |
| **BASIL**iximabe | **BEVAC**izumabe | Ce**FAZ**olina | Cef**TAZ**idima |
| **BETA**metasona | **DEXA**metasona | Ce**FAZ**olina | Cef**TRIAX**ona |
| **BEVAC**izumabe | **ABCIX**imabe | Cef**OTAX**ima | Ce**FAZ**olina |
| **BEVAC**izumabe | **ALENTU**zumabe | Cef**OTAX**ima | Cef**OX**itina |
| **BEVAC**izumabe | **BASIL**iximabe | Cef**OTAX**ima | Cef**TAZ**idima |
| **BEVAC**izumabe | **DACL**izumabe | Cef**OTAX**ima | Cef**TRIAX**ona |
| **BEVAC**izumabe | Ri**TUX**imabe | Cef**OX**itina | Ce**FAZ**olina |
| **BEVAC**izumabe | **TRAS**tuzumabe | Cef**OX**itina | Cef**OTAX**ima |
| Bromo**CRIPTINA** | Bromo**PRIDA** | Cef**TAZ**idima | Ce**FAZ**olina |
| **BU**pivacaína | **LEVOB**upivacaína | Cef**TAZ**idima | Cef**OTAX**ima |

Fonte: adaptado de ISMP Brasil (2014, p. 5).

FARMÁCIA HOSPITALAR

# MEDICAMENTOS DE ATENÇÃO ESPECIAL

**Quadro 5.6 – Exemplos de nomes de medicamentos com grafia ou som semelhantes por nome comercial**

| Nome do medicamento | Confundido com | Nome do medicamento | Confundido com |
|---|---|---|---|
| AMPLICtil | NEULEPtil | myoZYME | myTEDOM |
| artroDAR | artroLIVE | myoZYME | myCAMINE |
| cardIZEM | cardURAN | myFORTIC | myCAMINE |
| CLARITin | CLAVULin | NEOcaina | neoSALDina |
| comPAZ | comTAN | NEOcaina | XYLOcaina |
| cymBALTA | cymeVIR | neulASTIM | NEULEPtil |
| daKTARin | daLACin | NEUROntin | OXYcontin |
| depakENE | depakOTE | neXIum | nimBIUM |
| DEPO-medrol | SOLU-medrol | nimBIUM | ALIVium |
| Diamox | CEFAmox | oxANon | oxITon |
| Diamox | diMORF | PENicilina | AMPicilina |
| DIAzepan | diGEsan | plaVIX | laSIX |
| diGEsan | diOVAN | predSIM | preMARin |
| diGEsan | diPRIvan | proZAC | prosCAR |
| DILAcoron | Ancoron | reMERon | reDOXon |
| dipiRONA | diPRIvan | remiNYL | AMAryl |
| doBUTAmina | DOPamina | reniTEC | reteMIC |
| doBUtrex | dorFLEX | RIVOtril | roCALTrol |
| doBUtrex | doSTInex | roCALTrol | roHYPnol |
| doSTInex | LEPOnex | sandosTATIN | sandiMUN |
| DRENison | BERLison | sandosTATIN | sandoGLOBULina |
| DULCOlax | GUTTalax | sandosTATIN | STILamin |
| DUROgesic | TORAgesic | seloKEN | seloZOK |
| MIOsan | miTEXan | stilNOX | SPORAnox |

O ISMP Brasil apresenta recomendações gerais para a utilização de medicamentos com grafias e sons semelhantes:

- Elaborar e divulgar a lista de medicamentos com grafia ou som semelhantes, da instituição, destacando aqueles que possuem maior risco de ocasionar danos aos pacientes.

- Garantir que os profissionais estejam informados sobre o propósito da lista e sua importância para a redução de erros.

- Incentivar a utilização da Denominação Comum Brasileira (DCB) para descrição dos medicamentos, facilitando a comunicação entre profissionais e pacientes.

- Utilizar, quando necessário, além da DCB, o nome comercial nos sistemas informatizados, para evitar confusões entre medicamentos que tenham nomes parecidos de princípio ativo ou que são comercializados em diferentes formulações (ex.: medicamentos de liberação normal ou controlada).

- Antes de incluir um novo medicamento na padronização, ou quando houver mudança de fornecedor nos contratos de compra, avaliar se existe risco de troca e confusão com nomes de medicamentos já disponíveis na instituição.

- Implantar a prescrição eletrônica para melhorar a legibilidade e configurar o sistema, utilizando letra maiúscula e negrito para destacar partes diferentes de nomes semelhantes, de forma a dificultar trocas e confusões.

- Implantar sistema automatizado de verificação por código de barras nas etapas de dispensação e administração de medicamentos.

- Evitar as prescrições verbais de medicamentos, especialmente aquelas com nomes semelhantes. Em caso de necessidade, como em situações de emergência, as mesmas devem ser ditadas lentamente, com clareza e articuladamente. A solicitação deve ser escrita e lida para o prescritor para confirmação, soletrando o nome do medicamento.

- Evitar o armazenamento dos medicamentos da lista em locais próximos, e utilizar a técnica de diferenciação de nomes de medicamentos

# MEDICAMENTOS DE ATENÇÃO ESPECIAL

semelhantes com letras maiúsculas. Para os medicamentos de maior risco de dano ao paciente, utilizar alertas auxiliares para o risco de erro.

- Sensibilizar os pacientes, familiares e cuidadores sobre o risco de troca de medicamentos que tenham nomes semelhantes e orientá-los sobre como evitá-lo. Instruí-los para que gravem os nomes dos medicamentos em uso.

- Educar o paciente para que sempre examine atentamente o nome do medicamento no rótulo ou etiqueta, confirmando se corresponde ao que foi prescrito.

- Revisar os tratamentos com os pacientes, certificando que os mesmos conhecem os medicamentos que tomam. Elaborar com eles uma lista dos medicamentos em uso, com nome do princípio ativo, nome comercial, posologia, indicação e duração do tratamento. (ISMP, 2014, p. 4)

**PONTOS IMPORTANTES DO CAPÍTULO**

Medicamentos de atenção especial, seja porque exigem armazenamento diferenciado, seja porque têm nomes passíveis de gerarem erro de medicação, exigem procedimentos rígidos que fazem parte do dia a dia do técnico de farmácia.

Em todos os locais onde os medicamentos controlados são utilizados, existem processos específicos de armazenagem, dispensação, descarte, controle e registro.

O uso de redundâncias, como a dupla checagem (duplo *check*), contribui para maior segurança no processo de utilização de medicamentos potencialmente perigosos.

# Atenção à prescrição médica

**6**

Sweyme Bertoni Lima da Silva
Fábio Teixeira Ferracini

A prescrição médica (PM) é um documento em que constam as principais instruções sobre o tratamento do paciente (como medicamentos, dietas, cuidado, etc.) e, no âmbito hospitalar ou ambulatorial, é a primeira etapa de fornecimento de medicamentos para o paciente.

De acordo com a Resolução nº 357/2001 do Conselho Federal de Farmácia (CFF), a atenção farmacêutica

> [...] é um conceito de prática profissional no qual o paciente é o principal beneficiário das ações do farmacêutico. A atenção é o compêndio das atitudes, dos comportamentos, dos compromissos, das inquietudes, dos valores éticos, das funções, dos conhecimentos, das responsabilidades e das habilidades do farmacêutico na prestação da farmacoterapia, com objetivo de alcançar resultados terapêuticos definidos na saúde e na qualidade de vida do paciente. (CFF, 2001)

O processo de atenção à prescrição médica se insere nessa prática.

Um ponto de atenção por parte do farmacêutico se refere à análise minuciosa das informações contidas na prescrição médica. Porém, em razão do acúmulo de funções e de problemas muitas vezes relacionados à carga horária dos farmacêuticos, cresce a importância da atuação do técnico de farmácia na leitura da prescrição médica, uma vez que a etapa seguinte à análise da PM é a dispensação dos medicamentos nela contidos.

A capacitação do técnico de farmácia no processo de sistematização de dispensação de medicamentos vem contribuindo para a identificação de inconsistências relacionadas à prescrição médica e na resolução de problemas pontuais, o que aumenta a importância desse profissional no setor de farmácia. Diante disso, é necessária uma política de prescrição médica bem-estabelecida, com rotinas predefinidas e descritas em procedimentos operacionais padrão (POP), devendo ser rigorosamente seguidas pelos profissionais da farmácia.

## Boas práticas em prescrição

A utilização de recursos eletrônicos para as prescrições médicas permitiu minimizar alguns erros comuns em prescrições realizadas manualmente, como legibilidade e rasuras.

De acordo com o CFF e o Conselho Federal de Medicina (CFM) (MADRUGA; SOUZA, 2011), a prescrição ou o receituário médico devem seguir as diretrizes explicadas a seguir:

1. **Identificação do paciente:** é imprescindível a identificação correta e completa dos dados dos pacientes. Para atendimento em hospitais/clínicas, é aconselhável que a prescrição médica tenha, no mínimo, dois identificadores: nome completo do paciente e prontuário. Evitar usar apenas o primeiro nome e/ou leito, devido à possibilidade de internação de pacientes com nomes parecidos em leitos próximos.

2. **Legibilidade e ausência de rasuras e emendas:** a legibilidade é uma das grandes causas de erros de medicação, pois pode confundir a ordem do médico para os demais profissionais de saúde e, principalmente, para o paciente. A completa compreensão das informações na prescrição assegura a análise e a dispensação dos medicamentos de forma adequada. Qualquer dúvida com relação à legibilidade de um item deve ser esclarecida com o médico e/ou a equipe multidisciplinar.

3. **Identificação do medicamento e posologia:** no âmbito do SUS, o medicamento deve ser prescrito seguindo a Denominação Comum Brasileira (DCB), e nos serviços privados de saúde a prescrição ficará a critério do profissional responsável, podendo ser realizada com nome genérico ou comercial. Na prescrição, devem constar os seguintes itens: apresentação, concentração, forma farmacêutica, quantidade (nos casos de receituário médico) e modo de usar (posologia), ou seja, a dose, a via e a frequência de administração.

# ATENÇÃO À PRESCRIÇÃO MÉDICA

4. **Duração do tratamento**: para os receituários médicos, é obrigatório que o médico defina o tempo de tratamento da medicação. Caso o item seja de uso contínuo, essa informação deverá estar descrita no receituário, que terá a validade definida de acordo com a legislação e o tipo de medicamento. Para a prescrição médica hospitalar, é importante que o médico defina o tempo de uso de algumas classes de medicamentos, como os antibióticos. Caso não tenha uma política bem-definida sobre essa ação, cabe ao farmacêutico acompanhar e definir em conjunto com a equipe médica o tempo adequado de tratamento.
5. **Data e local da emissão/prescrição:** estes itens devem estar claros e completos, pois são requisitos básicos para o controle de dispensação e a validade da prescrição.
6. **Assinatura e identificação do prescritor:** além da assinatura e da identificação, é preciso haver o número do respectivo Conselho Profissional. Esses dados visam garantir a legalidade da prescrição e permitem entrar em contato com o prescritor em casos de dúvida ou informação incompleta do item.

## Tipos de prescrições e notificações de receita

▶ **Prescrição médica hospitalar:** pode ser eletrônica ou manual.
▶ **Receituário médico:**
  ▪ Branco simples: para prescrição de medicamentos que contenham a informação "Venda sob prescrição médica". Não há necessidade de retenção da receita pelo estabelecimento. Por exemplo, furosemida e losartana.
  ▪ Branco especial: para prescrição de medicamentos controlados (lista C e alguns adendos das listas A e B), como antibióticos, antirretrovirais e alguns imunossupressores.
  ▪ Azul: para prescrição de drogas psicotrópicas (lista B1) e anorexígenas (lista B2). Cada receituário pode conter a prescrição de apenas uma substância, com quantidade necessária para 30 dias de tratamento. Esse tipo de receituário tem um período de validade de 30 dias.
  ▪ Amarelo: para medicamentos entorpecentes (listas A1 e A2) e psicotrópicos (lista A3).

## Modelos de análise de prescrição

Existem dois modelos de análise da prescrição médica: macro e detalhada.

▶ **Macro:** uma análise menos detalhada, porém fundamental, que será complementada pelo farmacêutico atuante na equipe multiprofissional. Essa análise é extremamente importante, pois garante a avaliação dos itens primordiais antes da dispensação dos medicamentos.

▶ **Detalhada:** uma análise minuciosa realizada pelo farmacêutico clínico, que acompanha de perto e conhece o quadro do paciente.

## Requisitos para realização de uma boa análise

1. Avaliar todas as informações da prescrição médica, e não um item isoladamente.
2. Pesquisar as informações (posologia, dose, etc.) de medicamentos novos no mercado ou que não fazem parte da padronização da instituição.
3. Atentar-se às particularidades, como idade do paciente (especial atenção aos extremos, como pediatria e geriatria), peso e informação de alergia.
4. Não liberar medicamentos caso tenha dúvida sobre qualquer componente da prescrição.
5. Conhecer a padronização de medicamentos do setor e a indicação dos itens prescritos com mais frequência.
6. Manter-se atualizado sobre novas drogas ou vias de administração (por exemplo, hipodermóclise).

## Realizando a atenção à prescrição médica

Em algumas situações, o técnico de farmácia é o profissional que terá o primeiro contato com a prescrição. Nesse caso, ele deverá fazer uma análise dos parâmetros básicos antes da dispensação da medicação. Essa análise abrange os parâmetros explicados a seguir:

- **Identificação do paciente:** conferência do nome, do prontuário e do leito.
- **Legibilidade:** em casos de prescrição manual, avaliar se os itens prescritos estão legíveis.
- **Alergia:** as alergias relatadas pelo paciente devem estar descritas em prescrição ou em um campo próprio (no caso dos prontuários eletrônicos).
- **Posologia:** antes de iniciar a análise de um item, é necessário verificar se as informações posológicas (dose, via de administração e frequência) estão completas.

> Exemplo de prescrição completa: Clavulin® 500 mg comprimido 01 cp VO 3 vezes ao dia.

- **Dose:** avaliar se é compatível com a quantidade usual de sólidos orais, por exemplo, dispensados rotineiramente, em especial para os pacientes idosos e pediátricos.
- **Via de administração:** além de garantir a dispensação da forma farmacêutica correta, a observação deste item em prescrição também evita que seja administrada uma apresentação incompatível com a via prescrita.
- **Frequência:** a frequência de administração de um medicamento pode constituir importante fonte de erro durante a prescrição, podendo ultrapassar o limite recomendado em bula ou bases de dados.

> Exemplo de receita em que a dose máxima de princípio ativo é ultrapassada: são prescritos Tylenol® (paracetamol) 750 mg a cada 6 horas (total de 3.000 mg em 24 horas) e Tylex® 30 mg a cada 8 horas (que contém 500 mg de paracetamol por comprimido, resultando um total de 1.500 mg em 24 horas). Somando-se as doses das duas apresentações, teremos um total de 4.500 mg de paracetamol em 24 horas, o que ultrapassa a dose máxima (4.000 mg) preconizada em bula.

- **Aprazamento:** o horário de administração dos medicamentos pode influenciar a eficácia terapêutica do fármaco. Determinadas drogas têm sua atividade aumentada, por exemplo, quando administradas em jejum, ou no período da noite.

▶ **Duplicidade terapêutica:** a existência de um ou mais itens prescritos com a mesma indicação e/ou mesmo mecanismo de ação pode configurar um erro de prescrição. Também pode ocorrer a prescrição de dois ou mais medicamentos que contêm o mesmo princípio ativo, tais como medicamentos compostos (conforme caso citado do paracetamol).

▶ **Apresentação farmacêutica inadequada ou inexistente:** prescrição de uma formulação farmacêutica inadequada para a via de administração solicitada pelo médico. Por exemplo, prescrição de dose fracionada de medicamentos com a forma farmacêutica em cápsula gelatinosa. Pode ocorrer também a prescrição de uma apresentação não existente no mercado.

▶ **Diluição e tempo de infusão:** reações indesejadas ou mesmo a perda de eficácia terapêutica podem ser identificadas se os parâmetros de diluição e tempo de infusão de medicamentos para uso parenteral não forem definidos corretamente.

## Atuação do técnico de farmácia

Vimos que o processo de assistência ao paciente envolve um fluxo complexo, no qual a atuação de cada profissional de saúde é somada a outras atuações essenciais, cujo objetivo é oferecer o melhor e a mais adequada assistência. Nesse sentido, a atuação do técnico de farmácia complementa de forma decisiva a atuação dos demais profissionais envolvidos no processo, pois ele é o guardião do fluxo de dispensação do medicamento, que é, como sabemos, um recurso terapêutico amplamente utilizado para pacientes internados em hospitais. Caso o técnico de farmácia avalie que o padrão de dispensação dos medicamentos que ele está habituado a atender não está presente na prescrição médica, deve interromper o processo de separação dos itens e comunicar o líder do setor ou mesmo procurar pelo profissional farmacêutico. Assim, juntos podem discutir a pertinência da solicitação dos medicamentos na posologia prescrita.

**PONTOS IMPORTANTES DO CAPÍTULO**

A prescrição médica (PM), no âmbito hospitalar ou ambulatorial, é a primeira etapa de fornecimento de medicamentos para o paciente internado.

Em algumas situações, o técnico de farmácia é o profissional que terá o primeiro contato com o atendimento da prescrição médica. Nesse caso, ele deverá fazer uma análise dos parâmetros básicos antes da dispensação da medicação.

# Sistemas de dispensação de medicamentos

**7**

Pollyanna de Oliveira Miranda
Vanessa de Cássia Brumatti

A segurança do paciente é o cerne de inúmeras discussões no ambiente hospitalar, e os erros relacionados à administração de medicamentos são questões importantes com as quais as instituições de saúde devem lidar.

Anualmente, um número significativo de pacientes é afetado ou morre em decorrência do uso incorreto de medicamentos, sendo que a maioria desses casos poderia ser evitada. De acordo com a OMS, estima-se que metade dos medicamentos são prescritos, dispensados ou vendidos inapropriadamente.

Uma das principais funções das farmácias hospitalares é garantir a dispensação de medicamentos de acordo com a prescrição médica, promovendo o uso racional deles. Falhas na dispensação caracterizam o rompimento de um dos últimos elos na segurança do uso dos medicamentos, demonstrando fragilidade no processo de trabalho e aumentando a incidência de erros graves.

A boa notícia é que é possível prevenir esses eventos que envolvem o uso inapropriado de medicamentos em decorrência de uma dispensação incorreta, principalmente por meio da implantação de estratégias que reduzem, eliminam ou tornam os erros visíveis. Portanto, a intenção é criar processos que evitem que tais erros atinjam os pacientes.

Uma das funções vistas como primordiais para a farmácia hospitalar é a distribuição de medicamentos. Verifica-se, notadamente, que em hospitais onde os sistemas de distribuição não são eficientes, a farmácia não apresenta grande destaque na instituição. Se a farmácia fica em segundo plano, a instituição comete um erro que pode ter sérias proporções (FERRACINI; BORGES FILHO, 2011).

Segundo Knobel (2006), o sistema de distribuição de medicamentos pode ser definido como um conjunto de procedimentos desempenhados pelo serviço de farmácia, responsável pela dispensação, urgente ou não, de todos os medicamentos e insumos da unidade hospitalar.

Identificamos quatro sistemas de distribuição disponíveis para que a instituição hospitalar escolha o melhor, conforme sua complexidade e seu porte. Eles serão descritos a seguir.

## Sistema de distribuição de medicamentos por dose coletiva

Por esse sistema, a participação da farmácia é bastante discreta. A equipe de enfermagem faz o levantamento dos tipos e das quantidades de medicamentos que estão prescritos para os pacientes e solicita diretamente na farmácia.

A farmácia, então, faz a separação da relação de medicamentos, mas sem ter conhecimento para qual paciente e a quantidade que este utilizará individualmente.

A vantagem desse processo é a sua facilidade de implantação, por não demandar infraestrutura nem recursos humanos especializados da farmácia. A desvantagem, no entanto, é que o controle permanece integralmente com a equipe de enfermagem, o que pode inclusive aumentar episódios de erros de medicação, na medida em que todo o processo (desde a interpretação da prescrição médica até a solicitação e o preparo dos medicamentos) será feito sem a validação do farmacêutico. Outro ponto desfavorável é o aumento do desperdício e, em alguns casos, até o desvio de insumos, por não haver um controle por parte dos farmacêuticos e dos técnicos de farmácia.

## Sistema de distribuição de medicamentos por dose individualizada

Nesse sistema, as prescrições médicas são encaminhadas para a farmácia, que fará a dispensação para 24 horas, por paciente. Essa dispensação pode ser feita uma única vez ao dia, para as 24 horas, ou em intervalos de tempo menores, várias vezes ao dia.

A distribuição por dose individualizada pode ocorrer de forma direta ou indireta.

No sistema indireto, a farmácia recebe uma solicitação dos medicamentos que devem ser dispensados ao paciente. Essa solicitação pode ser um pedido dividido por paciente e horário, ou um sistema eletrônico com os mesmos dados, sempre baseados na prescrição médica original. Para a distribuição da dose individualizada de forma direta, a farmácia recebe a prescrição médica original, sem transcrição, por fotocopia, *scanner* ou mesmo carbonada (KNOBEL, 2006).

Independentemente da maneira como a informação chegará à farmácia, esta fará a dispensação por paciente, por horário, sem manipulação prévia dos medicamentos. Nas embalagens de dispensação, deve conter a etiqueta de identificação do paciente, cujas informações mínimas são o nome completo do paciente, o leito e o prontuário. Além disso, os medicamentos devem estar separados por horário de administração, destacando-se o horário na embalagem utilizada.

A vantagem desse sistema é a participação mais efetiva dos técnicos de farmácia e farmacêuticos, com o controle de estoques centralizado na farmácia, sendo dispensado somente o que o paciente efetivamente vai usar. Já a desvantagem é um aumento dos gastos com a farmácia, levando em conta toda a infraestrutura e os recursos humanos necessários para o processo. Outro ponto de destaque é o tempo da enfermagem para preparo de medicamentos injetáveis, visto que a farmácia não encaminha nenhum item manipulado.

## Sistema de distribuição de medicamentos por dose unitária

Nesse sistema, a farmácia recebe a prescrição médica, semelhante à forma recebida no sistema de distribuição por dose individualizada, com os itens necessários ao paciente. Realiza, então, a dispensação com forma e dosagens para pronto uso, ou seja, já disponíveis para a equipe de enfermagem, sem necessidade de segunda manipulação.

A dispensação dos itens deve ser em embalagens plásticas lacradas, por período, muito semelhante ao sistema de distribuição por dose individualizada, porém com os medicamentos injetáveis já manipulados e prontos para uso. As embalagens devem conter a etiqueta de identificação do paciente e o horário de administração do item.

Vários estudos têm demonstrado que esse sistema é o mais seguro para o paciente, o mais eficiente do ponto de vista econômico e o que mais utiliza efetivamente os recursos profissionais. A dispensação dos medicamentos para pronto uso deve ser seguida de várias condutas e normas. É necessária, por exemplo, uma Central de Preparo de Medicamentos Estéreis (CPME) que atenda a todas as exigências das normas vigentes. Esse tema será detalhado no capítulo 8.

Algumas vantagens do sistema de distribuição por dose unitária são a redução da incidência de erros de dispensação e administração de medicamentos, a otimização do tempo da equipe de enfermagem para manipulação dos medicamentos e a prontidão na assistência ao paciente, com uso racional de medicamentos, controle e monitoramento dos estoques.

Como desvantagens, podemos citar o alto custo na implantação da infraestrutura da farmácia para a distribuição e o consequente aumento com recursos humanos. Neste caso, cabe uma comparação de custos com a desoneração do tempo da enfermagem, já que não haverá necessidade de manipulação dos medicamentos na unidade de internação.

## Sistema de distribuição de medicamentos oncológicos

Quando pensamos em medicamentos oncológicos e de risco ocupacional, devemos considerar não somente a segurança do paciente, mas também a segurança dos colaboradores envolvidos no processo. Assim sendo, por questões de segurança, o método preferível para dispensação e distribuição desses produtos é pelo sistema de dose unitária. Conforme a recomendação do artigo 1º da Resolução nº 640/2017:

> Art. 1º É atribuição privativa do farmacêutico o preparo dos antineoplásicos e demais medicamentos que possam causar risco ocupacional ao

## SISTEMAS DE DISPENSAÇÃO DE MEDICAMENTOS

manipulador (teratogenicidade, carcinogenicidade e/ou mutagenicidade) nos estabelecimentos de saúde públicos ou privados. (CFF, 2017)

A padronização das práticas de prescrição, preparo e dispensação dos medicamentos oncológicos e de risco ocupacional é recomendada visando a segurança de todo o processo. Em se tratando do processo de dispensação, algumas recomendações devem ser observadas. São as explicadas a seguir:

▶ Medicamentos oncológicos e de risco ocupacional devem ser dispensados na forma de pronto uso ou pronto para administrar, excluindo a necessidade de manipulação do medicamento por profissionais que não tenham conhecimento técnico no preparo deste tipo de produto e/ou nem estrutura física adequada.

▶ Medicamentos devem ser dispensados de forma que a embalagem tenha dose suficiente para apenas uma aplicação e/ou administração por horário.

▶ Os rótulos dos produtos devem ser confeccionados para evitar a dualidade de informações e devem conter os requisitos mínimos propostos em diretrizes de instituições de segurança, bem como em manuais de acreditação:

- dupla identificação do paciente (nome e prontuário, preferencialmente);
- nome e dose prescrita do medicamento;
- tipo e volume de solução diluente utilizada;
- data do preparo;
- data e horário de expiração da estabilidade do medicamento pós-preparo;
- alerta de risco tóxico;
- nome e CRF do farmacêutico responsável.

▶ Se possível, a utilização de sistemas informatizados no processo de prescrição, preparo, dispensação e administração deve ser considerada a fim de garantir maior segurança e rastreabilidade.

Recomenda-se estabelecer um padrão de dispensação validado em conjunto com a equipe de enfermagem, para definição dos dispositivos de infusão que devem ser preferencialmente utilizados (de acordo com a medicação a ser dispensada), conectores, volume de diluição e identificações que atendam aos requisitos de uma administração segura.

A dispensação com o uso correto do medicamento deve garantir a segurança, a qualidade, o acondicionamento, o transporte e a eficiência nas informações. Para otimizar o processo e conferir maior segurança no preparo e dispensação, é sugerido que seja criada uma tabela de consulta rápida de reconstituições, diluições, concentrações ideais, padrões de dispensação, estabilidade, incompatibilidade (incluindo avaliação da possibilidade do uso de dispositivos fabricados com cloreto de polivinila – PVC) e outros pontos de importância que auxiliem a equipe durante o atendimento. É importante que essa tabela seja revisada periodicamente, consultando bulas e bases de dados validadas e que sejam avaliadas tecnicamente por um farmacêutico antes da publicação.

Na oncologia, devido à criticidade de alguns produtos, algumas dispensações devem ocorrer de forma diferenciada, como apresentado a seguir.

## Via oral

A dispensação deve acontecer em embalagens individuais, e a dose contida na embalagem deve ser suficiente para administração apenas no horário especificado. Algumas instituições dispõem de equipamentos de unitarização e fracionamento de comprimidos para posterior individualização das doses. Entretanto, para os medicamentos oncológicos, devido ao risco ocupacional, não é permitida a utilização desses equipamentos.

A unitarização dos medicamentos oncológicos deve acontecer dentro de cabines de segurança biológica (a menos que esses medicamentos já sejam oferecidos ao mercado em blísteres), e o manuseio deve garantir a manutenção da integridade da embalagem original, evitando, assim, a exposição do manipulador ao risco. Na dispensação desses medicamentos para uso domiciliar, é importante assegurar que o paciente tenha compreendido como tomar, armazenar e descartar corretamente o medicamento.

FARMÁCIA HOSPITALAR

## Soluções orais ou administração via sonda

Medicamentos oncológicos em soluções orais ou para administração via sonda devem ser dispensados na forma de pronto uso, em dosadores orais com volume correspondente à dose para administração apenas no horário especificado. A dispensação deve acontecer de forma a evitar erros de administração, por isso é indicado o uso de seringas dosadoras, do tipo Oralpak®, que não permitam encaixe com dispositivos de infusão, evitando, assim, a administração inadvertida pela via endovenosa.

A manipulação destes produtos antes da dispensação deve acontecer em cabines de segurança biológica (CSB), para evitar a exposição ocupacional. Como são produtos não estéreis, é recomendado o uso de uma CSB exclusiva para o preparo deles. Na impossibilidade de exclusividade de um equipamento para este fim, realizar a higienização completa da CSB entre as manipulações, para evitar contaminação dos produtos estéreis.

## Intratecal

A administração de medicamentos oncológicos por essa via é necessária em alguns regimes de tratamento. Em razão do alto risco associado à administração inadvertida de medicamentos por via intratecal, considerações importantes devem ser seguidas, como evitar a utilização de sobras de medicamentos para o preparo da dose, por risco de contaminação microbiológica. O rótulo do produto preparado deve estar claramente identificado, informando que o produto é para uso exclusivo pela via intratecal.

Produtos que serão administrados por essa via são, em geral, dispensados em seringas de pequeno volume, para evitar erros de administração. Por esse motivo, uma sugestão é a dispensação das seringas com o medicamento em caixas lacradas ou etiquetas coloridas, dando ênfase à via intratecal.

Alguns medicamentos oncológicos apresentam maior risco de causarem morte quando administrados por via intratecal, como medicamentos derivados dos alcaloides da vinca. Esses produtos não devem ser prescritos para administração via intratecal. Recomenda-se a padronização de dispensação desses medicamentos, e outros não destinados para administração por via intratecal, em bolsas de soro de pequeno volume.

## Intravesical

Trata-se de outra forma de dispensação que pode acontecer com uso de seringa, mas, neste caso, se utilizam seringas de grande volume (50 mL ou 60 mL). Tal característica se diferencia da administração por via intratecal, entretanto é importante que haja uma identificação diferenciada. Pode-se destacar no rótulo do produto a administração por via intravesical. Quando se tratar de medicamentos que também apresentam risco ocupacional, deve ser manipulada em CSB.

Um medicamento produzido com derivado da bactéria *Mycobacterium bovis* (BCG) e muito utilizado em tratamentos de tumores no trato urinário é dispensado para administração por via intravesical e deve, por segurança, ser preparado em CSB, considerando a característica infecciosa do produto. É recomendado, aliás, o uso de uma CSB exclusiva para o preparo desses medicamentos. Na impossibilidade de exclusividade de um equipamento para este fim, deve-se realizar a higienização completa da CSB entre as manipulações, evitando a contaminação de outros produtos.

## Bomba de infusão portátil

Alguns protocolos quimioterápicos determinam a administração de medicamentos por infusão contínua em vários dias de tratamento. Caso o paciente tenha condições clínicas, a administração pode acontecer de forma domiciliar, por meio da utilização de um dispositivo de infusão portátil. Para evitar erro no cálculo das doses e no tempo de infusão, recomenda-se criar um *checklist* multiprofissional que garanta a segurança em cada etapa do processo (preparo, dispensação, programação do dispositivo de infusão e administração).

## Tecnologia

Atualmente, estão surgindo tecnologias para automação no preparo e distribuição de medicamentos oncológicos. Algumas já estão difundidas na prática farmacêutica, como a utilização de sistemas informatizados integrados entre prescrição, gestão de estoque e preparo dos medicamentos. Além disso, a utilização de dispensação por códigos de barras aperfeiçoa o processo e garante a rastreabilidade, conferindo maior segurança ao paciente.

Na oncologia, vimos a importância de considerar o risco ocupacional das drogas utilizadas, exigindo que esses produtos sejam obrigatoriamente dispensados para a enfermagem já prontos para administração, uma vez que o preparo deles altera sua estabilidade original. Diante disso, o preparo e a administração desses medicamentos são geralmente feitos por agendamento de tratamento.

Nesse cenário, o tratamento oncológico compreende a administração de drogas de suporte conhecidas como "pré-QT", que são medicamentos usados para amenizar os efeitos adversos dos oncológicos. Como essas drogas de suporte não apresentam risco ocupacional, elas podem ficar disponíveis em dispensários eletrônicos, o que facilita o atendimento e minimiza o tempo de espera do paciente.

Também podemos citar o sistema de entrega pneumático, que utiliza um sistema de tubos para transporte. Mais uma vez, para medicamentos oncológicos ou que apresentem risco ocupacional, é preciso dispor de equipamentos específicos destinados para tal finalidade, de modo a garantir que os produtos não sejam danificados e que não haja vazamento no trajeto.

O transporte desses produtos deve também garantir estabilidade físico-química, reduzindo a contaminação ambiental no caso de acidentes. Os produtos devem estar em recipientes rígidos, isotérmicos e que protejam da incidência de luz direta. É importante reforçar que a dispensação deles segue o regime de dose unitária, para não gerar dúvidas na administração nem induzir a manipulação pela equipe de enfermagem. Também vale reforçar a importância do treinamento contínuo da equipe e o alinhamento de todos os envolvidos no processo de atendimento ao paciente, evitando dispensações indevidas.

# Distribuição de materiais médico-hospitalares

Estudos mostram que os materiais médico-hospitalares e os medicamentos correspondem a 40% dos gastos hospitalares em uma instituição. O custo elevado desses produtos faz com que seja necessário um gerenciamento cada vez mais racional (PEREIRA, 1997).

A Lei nº 5.991/1973 define o termo "correlato" como

> [...] substância, produto, aparelho ou acessório não enquadrado nos conceitos anteriores, cujo uso ou aplicação esteja ligado à defesa e proteção da saúde individual ou coletiva, à higiene pessoal ou de ambientes, ou a fins diagnósticos e analíticos, os cosméticos e perfumes, e, ainda, os produtos dietéticos, óticos, de acústica médica, odontológicos e veterinários. (BRASIL, 1973)

Vimos que, para o uso racional de materiais e medicamentos, é aconselhável seguir um método de padronização que atenda às necessidades das equipes médicas que trabalham no hospital. Um gerenciamento racional de materiais médico-hospitalares pressupõe, então, padronização adequada, compra planejada, produtos de qualidade e com menor custo e armazenamento e distribuição adequados, preferencialmente por dose individualizada, facilitando o controle de estoque (PEREIRA, 1997).

Segundo Ferracini e Borges Filho (2011), a maior concentração e variedade de materiais médico-hospitalares, também conhecidos como "correlatos" ou "médico-cirúrgicos", encontra-se estocada nas farmácias dos centros cirúrgicos e da Unidade de Tratamento Intensivo (UTI), onde ocorrem procedimentos mais específicos e complexos, tornando o local um grande consumidor destes produtos.

## Materiais de alto custo

Atenção especial deve ser dada aos materiais médico-hospitalares de alto custo, normalmente utilizados em procedimentos caros, que, em muitos casos, são a última alternativa para salvar a vida do paciente. Há casos específicos em que materiais de alto custo estão envolvidos, como os explicados a seguir:

- **Hemodiafiltração contínua:** recurso para tratamento de pacientes em terapia intensiva e que estão com comprometimento renal. São utilizados filtros e cânulas específicas e compatíveis com o equipamento utilizado no suporte ao paciente.
- **ECMO:** consiste na técnica de oxigenação por membrana extra-corpórea, utilizada para suporte à vida em pacientes com falência cardiopulmonar. Os insumos utilizados são membranas, cânulas e filtros compatíveis com o equipamento, os quais demandam controle efetivo do estoque tanto pelo alto valor como pela criticidade.
- **Cirurgias robóticas:** cirurgias que utilizam um robô dentro do centro cirúrgico. Os insumos utilizados nesse procedimento são diversos, como aspiradores, grampeadores, cânulas, entre outros.
- **Transplantes de órgãos:** insumos utilizados tanto no ato da cirurgia como na recuperação do órgão doado. Nesses casos, o ideal é ter kits de materiais prontos para retirada do órgão e kits para cirurgia. O conteúdo desses kits deve ser discutido entre a equipe cirúrgica e as equipes de farmácia e enfermagem.

## Medicamentos distribuídos para carro de emergência

Nas instituições de saúde, os carros de emergência são utilizados para atendimento de emergência ao paciente. Em muitos locais, também são conhecidos como carro de parada. Nos carros de emergência, normalmente estão disponíveis drogas vasoativas, medicamentos controlados, cânulas de intubação, materiais para punção venosa, entre outros insumos.

A estrutura desses carros deve ser padronizada em conjunto com a equipe médica, a enfermagem e a farmácia. Os insumos incluem medicamentos e materiais para atendimento de emergência ao paciente. Esses insumos ficam armazenados no carro, com controle de acesso (automatizado ou manual).

No caso de controle manual, o carro de emergência deve permanecer lacrado. Normalmente utiliza-se um lacre plástico com numeração que é rompido no ato da abertura e um novo lacre é inserido no local, após a devida conferência de quantidade, completude e validade dos insumos.

Atualmente, ainda não há determinação por lei de qual grupo profissional é o responsável pelo processo de controle dos carros de emergência. Há instituições em que o controle é feito pela equipe de farmácia; em outras, pela equipe de enfermagem; e há aquelas em que a responsabilidade é compartilhada por ambos (farmácia e enfermagem).

Nos carros de emergência, é necessário ter o controle tanto das quantidades quanto das validades de todos os itens. O ideal é que os insumos com validade inferior a 3 meses sejam retirados, para que possam ser utilizados em outros setores e não tenham a validade expirada sem utilização.

É muito desejável que todo o elenco de insumos esteja registrado em sistema e a farmácia tenha visão, em tempo real, de tudo o que for utilizado no ato da abertura. Com isso, é possível ter a rastreabilidade dos medicamentos e materiais médico-hospitalares utilizados no paciente. Caso não seja possível, deve-se ter o controle manual, por meio de planilhas que apoiem os profissionais no controle periódico da quantidade e da validade dos medicamentos. Esse controle é mais delicado, exigindo atenção especial para evitar erros.

A cada utilização dos insumos que constam nos equipamentos, deve-se fazer uma revisão de todos os itens, confirmando o que realmente foi utilizado no paciente. A dispensação dos medicamentos e materiais médico-hospitalares deve ser realizada pela farmácia, que fará o controle da quantidade e da validade dispensadas. A reposição desses insumos nos carros de emergência pode ser função tanto da enfermagem como da farmácia, a depender da resolução da instituição de saúde.

## Adoção de automação na dispensação

A opção por automação claramente não se encerra na vontade de as instituições implementarem ferramentas de apoio aos processos de dispensação estabelecidos. Há de se avaliar um dispêndio de capital elevado para aquisição de equipamentos automatizados de dispensação. A automação, por si só, pode não ser a solução dos problemas existentes, uma vez que os processos precisam estar bem-definidos e analisados a fim de tornar a implantação de automação efetiva nos âmbitos da segurança e da produtividade.

Após a prescrição médica realizada pelos prescritores e validada pelos farmacêuticos, as informações de separação correta dos medicamentos a serem dispensados migram para um equipamento automatizado que, de forma precisa e rigorosa, separa de um estoque predefinido e adequado a relação completa de drogas que serão administradas, na dose prescrita, para o paciente a quem foram prescritas, no intervalo de tempo definido pela instituição. Em seguida, todos os medicamentos separados são encaminhados ao local de internação, para que sejam administrados no horário correto pelo pessoal de enfermagem. O equipamento é chamado vulgarmente de "robô": uma estrutura modular, fechada, com acesso limitado e restrito ao local de estoque dos medicamentos – que estão embalados e rigorosamente identificados de modo unitário. Nas instalações mais completas, o sistema do robô pode estar ligado diretamente a uma infraestrutura de tubos pneumáticos que, por meio de recipientes rígidos (cápsulas), carregam os medicamentos até o seu destino.

Outro equipamento muito eficiente para controle do estoque e agilidade na disponibilidade de insumos (materiais médicos e medicamentos) é o gabinete de dispensação automatizado, que encerra em sua estrutura um estoque previamente definido, conforme o perfil das patologias a serem atendidas em seu local de instalação. Esses gabinetes são verdadeiras *vending machines*, permitindo que os medicamentos sejam retirados somente após prescrição pelo médico e validação pelo farmacêutico. Além disso, os materiais e medicamentos podem ser acessados apenas após verificação da biometria dos usuários.

Esses gabinetes têm como usuário maior os enfermeiros. A reposição dos insumos utilizados é de responsabilidade da farmácia, e a enfermagem precisa garantir o uso racional e adequado às necessidades de seus pacientes. Uma grande vantagem da adoção dessa tecnologia é um estoque controlado e sempre disponível, de forma imediata, às equipes de enfermeiros e fisioterapeutas.

Toda essa tecnologia certamente traz uma oportunidade única ao desenvolvimento profissional do técnico de farmácia, que, ao operar tais equipamentos, desenvolve um grau de especialização que poucos profissionais podem experimentar, dado o elevado valor do investimento dessas aquisições tecnológicas por parte das instituições.

**PONTOS IMPORTANTES DO CAPÍTULO**

Os sistemas de distribuição de medicamentos são utilizados nas instituições de saúde como recursos para um controle mais efetivo e eficiente do estoque de insumos.

Esses sistemas também são aplicáveis na dispensação de materiais médico-hospitalares para, além do controle de giro de estoque, haver o controle de custos e da qualidade dos produtos.

A adoção de novas tecnologias eleva o nível de controle, segurança e produtividade, mas exige um elevado capital de investimento.

# Central de Preparo de Medicamentos Estéreis

**8**

Luciana K. L. A. Torraga

Medicamentos injetáveis são fármacos estéreis que podem ser administrados pelas seguintes vias:

► **subcutânea (SC):** abaixo da pele;
► **intramuscular (IM):** dentro do músculo;
► **intravenosa/endovenosa (IV):** dentro da veia;
► **intratecal:** na coluna espinal.

Considerando as vias de administração apresentadas, verificamos que os produtos estéreis precisam de técnicas adequadas, cuidados especiais e manipulação em área limpa.

A preparação incorreta ou a contaminação de produtos estéreis manipulados em condições inadequadas pode levar à morbidade ou mesmo à mortalidade de pacientes.

Em um sistema de dispensação por dose unitária, o objetivo é realizar uma dispensação individualizada, adequada, rastreável, correta e, principalmente, segura ao paciente. Para isso, é necessário implantar uma Central de Preparo de Medicamentos Estéreis (CPME). A CPME é o setor do hospital responsável pelo preparo de medicamentos injetáveis destinados aos pacientes internados e em atendimento ambulatorial, de acordo com a prescrição médica e após a avaliação do farmacêutico.

As normas vigentes elaboradas pela Anvisa na RDC nº 67/2007 (BRASIL, 2007), na RDC nº 301/2019 (BRASIL, 2019a) e na RDC nº 388/2020 (BRASIL, 2020d), bem como a Instrução Normativa nº 35/2019 (BRASIL, 2019d), a ISO 14644 e a American Society of Health-System Pharmacists (ASHP), especificam os requisitos mínimos para a produção e a dispensação de produtos estéreis, incluindo instalações, equipamentos e recursos humanos, aquisição e controle da qualidade da matéria-prima, armazenamento, avaliação farmacêutica da prescrição, manipulação, fracionamento, conservação, transporte, dispensação das preparações, além da atenção farmacêutica aos usuários ou seus responsáveis, visando à garantia de sua qualidade, segurança e efetividade e à promoção do seu uso seguro e racional, contra os potenciais riscos aos pacientes.

Quando o sistema de dispensação contempla uma CPME, o paciente é o maior beneficiário, pois o medicamento é manipulado em área limpa, por pessoal capacitado e devidamente treinado, sendo cada dose enviada de acordo com a especificação da prescrição médica, identificada com os dados pessoais do paciente e as características do medicamento, incluindo dados de estabilidade e horário de administração.

## Salas limpas

A ABNT NBR 14644-1:2005 especifica a qualidade do ar em salas limpas, definindo como sala limpa uma

> [...] sala na qual a concentração de partículas em suspensão no ar é controlada; é construída e utilizada de maneira a minimizar a introdução, geração e retenção de partículas dentro da sala, na qual outros parâmetros relevantes, como, por exemplo, temperatura, umidade e pressão, são controlados conforme necessário. (ABNT, 2005)

A classe de concentração de partículas em suspensão no ar é especificada.

A RDC nº 67/2007 define: "sala classificada ou sala limpa: sala com controle ambiental definido em termos de contaminação por partículas viáveis e não viáveis, projetada e utilizada de forma a reduzir a introdução, a geração e a retenção de contaminantes em seu interior" (BRASIL, 2007).

Em uma sala limpa, as fontes de contaminação estão no ar e, em geral, são classificadas em dois grandes grupos: fontes externas e fontes internas ao ambiente controlado.

▶ **Fontes de contaminação externas:** são aquelas partículas que entram na sala limpa vindas do ambiente exterior, normalmente via infiltrações em portas, janelas e outras aberturas. Entretanto, a maior fonte de contaminação externa é o ar exterior insuflado por meio do sistema de controle do ar. Em salas limpas operacionais, as fontes de contaminação externas de partículas são controladas primariamente por filtração do ar insuflado, pressurização do ambiente e vedação de frestas.

▶ **Fontes de contaminação internas:** as partículas, sólidas ou líquidas, no interior de uma sala limpa são geradas pelo desgaste das superfícies, pelos equipamentos, pelo processo produtivo em si e, principalmente, pelas pessoas. Os colaboradores que operam dentro de uma sala limpa podem gerar de milhares a milhões de partículas por minuto, podendo constituir a maior fonte de partículas.

A classificação de sala limpa é feita por meio da fixação do número de partículas totais permitidas em cada tipo de sala, conforme apresentado no quadro 8.1.

## Aspectos construtivos

As salas limpas devem ser projetadas e construídas de forma a minimizar a geração ou a entrada de contaminantes em seu interior, atingindo, assim, os níveis de limpeza do ar preconizados pelas normas em vigor.

Atingir e manter níveis satisfatórios de limpeza do ar depende da observância de aspectos como materiais utilizados na construção, fluxos de ar, disposição de equipamentos e movimentação de pessoal e materiais dentro da sala limpa, entre outros.

### Zonas de controle de contaminação

Tendo como base as especificações, considerações e exigências descritas nas normas e resoluções vigentes, podemos dizer que a subdivisão da sala limpa em zonas resulta na otimização de custos e na eficiência operacional. As zonas mais críticas apresentam limites desejáveis do nível de contaminação, e as menos críticas podem apresentar níveis mais elevados de contaminação, mas o transporte de materiais e pessoas deve ser cuidadosamente planejado.

**Quadro 8.1 – Classificação das salas limpas pela norma ISO**

| Classe | ISO 14644-1 | | | | | | FED STD 209E |
| | Máximo de partículas/m³ | | | | | | Equivalência |
| | ≥ 0,1 µm | ≥ 0,2 µm | ≥ 0,3 µm | ≥ 0,5 µm | ≥ 1 µm | ≥ 5 µm | |
|---|---|---|---|---|---|---|---|
| ISO 1 | 10 | 2 | | | | | |
| ISO 2 | 100 | 24 | 10 | 4 | | | |
| ISO 3 | 1 | 237 | 102 | 35 | 8 | | Classe 1 |
| ISO 4 | 10 | 2,37 | 1,02 | 352 | 83 | | Classe 10 |
| ISO 5 | 100 | 23,7 | 10,2 | 3,52 | 832 | 29 | Classe 100 |
| ISO 6 | 1.000.000 | 237 | 102 | 35,2 | 8,32 | 293 | Classe 1.000 |
| ISO 7 | | | | 352 | 83,2 | 2,93 | Classe 10.000 |
| ISO 8 | | | | 3.520.000 | 832 | 29,3 | Classe 100.000 |
| ISO 9 | | | | 35.200.000 | 8.320.000 | 293 | Ar ambiente |

CENTRAL DE PREPARO DE MEDICAMENTOS ESTÉREIS | 109

Observando o conceito descrito anteriormente, a divisão pode ocorrer da seguinte forma:

- **sala administrativa:** sem contagem de partículas;
- **sala de preparo de materiais:** máximo de 10.000 partículas/pé cúbico de 0,5 μm;
- **antecâmara:** espaço fechado com uma ou mais portas, interposto entre duas ou mais áreas de classes de limpeza distinta, com o objetivo de controlar o fluxo de ar entre ambas quando precisarem ser adentradas – máximo de 10.000 partículas/pé cúbico de 0,5 μm;
- **sala de preparo de injetáveis:** máximo de 1.000 partículas/pé cúbico de 0,5 μm;
- **fluxo laminar:** área de preparo de injetáveis – máximo de 100 partículas/pé cúbico de 0,5 μm.

## Segregação

Contamos basicamente com três tipos de sistemas de segregação dos ambientes de salas limpas, descritos a seguir:

- **Deslocamento:** baixo diferencial de pressão, alto fluxo de ar; uma baixa diferença de pressão pode separar áreas limpas de não limpas por meio de um leve fluxo de ar turbulento cuja velocidade deve ser maior que 0,2 m/s.
- **Diferencial de pressão:** alto diferencial de pressão, baixo fluxo de ar; nesse conceito, cria-se um diferencial de pressão no interior do ambiente da sala limpa que é responsável pela formação de fluxos de ar nas frestas do ambiente, evitando a infiltração de contaminantes.
- **Barreiras físicas:** o uso de barreiras físicas, como divisórias ou paredes, pode ser a alternativa ideal para prevenir a contaminação de zonas mais limpas por outras zonas vizinhas menos limpas.

## Vazão de ar

Para criar um ambiente limpo, a vazão de ar limpo é fundamental. Quando existe recirculação do ar, há a remoção ou a diluição da quantidade de partículas geradas na sala limpa. A classe de limpeza da sala será maior quanto maior for a vazão de ar recirculado, e o número de troca de ar precisa ser calculado em cada projeto. Veja uma projeção no quadro 8.2.

**Quadro 8.2 – Classe de limpeza da sala limpa em função da vazão de ar**

| Classe | Troca de ar/hora |
|:---:|:---:|
| 100.000 | 20 |
| 10.000 | 30 |
| 1.000 | 50 |

Troca de ar = vazão de insuflamento (m³/h) / volume da sala (m³)

**Ar condicionado e ventilação**

Em geral, uma sala limpa é montada dentro de um ambiente climatizado, portanto a sua carga térmica principal é gerada normalmente pelos próprios processos internos e pelos equipamentos utilizados.

A manutenção da temperatura em níveis confortáveis também é favorecida pelos volumes elevados de ar insuflado pelo sistema de ventilação, tornando o sistema sensível aos comandos do controle.

De acordo com a norma ISO 14644, o sistema de filtragem deve ser composto de três fases:

▶ filtragem primária do ar exterior;
▶ filtragem secundária na saída dos ventiladores;
▶ filtragem final nos difusores.

Além da filtragem, os volumes insuflados devem ser suficientes para manter a pressão da sala elevada com relação aos ambientes adjacentes.

## Equipamentos de fluxo de ar

Os fluxos de ar em salas limpas podem ser classificados como unidirecionais (laminares), não unidirecionais (turbulentos) ou mistos (combinação de laminar com turbulento).

**Fluxo de ar unidirecional (laminar)**

▶ Ar insuflado.
▶ Filtro HEPA (High Efficiency Particulate Air ou Filtro de Ar Particulado de Alta Eficiência).

110 | FARMÁCIA HOSPITALAR

- *Plenum*, ou caixa de pressão.
- Área limpa.
- Ar extraído (chão perfurado).

O fluxo de ar unidirecional pode ser:

- **vertical:** as partículas geradas por pessoas ou objetos percorrem uma distância menor antes da saída, sendo, portanto, retiradas mais rapidamente;
- **horizontal:** a distância é maior, existindo diferença no nível de contaminação à medida que o ar é insuflado e se afasta dos filtros absolutos até a outra extremidade da saída.

Entre as vantagens do fluxo de ar unidirecional temos:

- a deposição e ressuspensão (se houver) das partículas é mínima;
- a instalação pode não funcionar por vários dias sem comprometer a limpeza, devendo ser colocada em funcionamento pelo menos uma hora antes do novo início das operações de trabalho;
- as trocas de ar são frequentes;
- a recuperação a partir de uma condição determinada é rápida.

Entre as desvantagens, podemos citar:

- a falha de um módulo de filtro implica a parada total do sistema, quando se proceder a consequente troca da unidade;
- perfis de velocidade uniforme são difíceis devido à presença de móveis, equipamentos e pessoas em movimento no ambiente;
- é difícil obter um fluxo de trabalho uniforme;
- o custo por metro quadrado é consideravelmente maior do que o observado no tipo de fluxo não unidirecional.

**Fluxo de ar não unidirecional (turbulento)**

- Ar insuflado.
- Filtro HEPA (High Efficiency Particulate Air ou Filtro de Ar Particulado de Alta Eficiência).
- Luminária.
- Área limpa.
- Ar extraído (bocas de retorno).

Entre as vantagens do fluxo de ar não unidirecional, temos:

- o layout da linha de produção é simples;
- o projeto tem flexibilidade, e várias áreas podem operar sobre o mesmo sistema de circulação de ar;

- os filtros e sistemas de ventilação são menos complexos e de manutenção mais fácil;
- os tamanhos das salas são mais flexíveis, resultando em maior facilidade para qualquer eventual expansão de construção e operação, além de serem mais econômicos.

Entre as desvantagens, citamos:
- a recuperação a partir de uma condição contaminada é lenta;
- a quantidade de pessoas trabalhando na sala é limitada;
- as trocas de ar são limitadas;
- é necessário um serviço frequente de limpeza, em razão da baixa capacidade de autolimpeza.

## Layout

As recomendações para a disposição dos equipamentos em uma sala limpa são as seguintes:
- o tamanho da sala limpa deve ser o menor possível. Em geral, se for grande, recomenda-se separá-la em zonas (com ou sem barreiras físicas);
- a disposição dos postos críticos de trabalho ou de grande risco deve ser feita em posições distantes das entradas e saídas, assim como distantes dos corredores onde há grande circulação;
- tubulações e fiações devem ser evitadas no interior das salas;
- sistemas de comunicação devem estar plenamente disponíveis para evitar entradas e saídas desnecessárias;
- janelas envidraçadas são recomendadas por permitirem a supervisão das atividades no interior da sala; as janelas devem ser construídas de forma a não permitir a sua abertura;
- o número de entradas e saídas deve ser minimizado, e a estrutura deve permitir a disponibilidade de uma área auxiliar isolada da sala limpa e do exterior;
- as portas das áreas auxiliares não devem ser abertas simultaneamente.

## Materiais

Os materiais recomendados pelas normas vigentes para a construção de salas limpas são:

CENTRAL DE PREPARO DE MEDICAMENTOS ESTÉREIS

- ▶ piso com revestimento epóxi (monolítico) ou vinílico (mantas soldadas);
- ▶ paredes com tinta epóxi (filme impermeável);
- ▶ divisórias, forros e portas de laminado melamínico ou chapa de aço (pintado ou inox) sobre substrato de espuma de poliuretano (ou outro material rígido);
- ▶ não geradores de partículas, não retentores de partículas;
- ▶ não favoráveis à proliferação bacteriana;
- ▶ resistentes aos esforços e aos impactos;
- ▶ resistentes aos agentes de limpeza e desinfecção;
- ▶ compatíveis com o processo produtivo.

## Aspectos operacionais

A elaboração de procedimentos e o treinamento dos colaboradores envolvidos no processo são fundamentais para garantir a obtenção de produtos sem contaminação. O monitoramento microbiológico é indispensável, visando à segurança constante do processo.

Todas as regras, normas e diretrizes definidas no procedimento padrão correspondente devem ser observadas.

### Manipulação de injetáveis

Montar e estruturar uma CPME é um processo complexo que envolve diversos fatores, não somente o ato de manipular e controlar medicamentos. Os aspectos a seguir devem ser considerados:

**Política de qualidade**

É essencial implantar e divulgar a política de qualidade adotada por meio de treinamentos internos que permitam aos profissionais executarem suas atividades de maneira consciente, compreendendo os objetivos do sistema como um todo.

**Sistema de qualidade**

Esse sistema deve abranger todas as atividades realizadas pela CPME e incorporar as diretrizes das boas práticas de manipulação de produtos estéreis com um efetivo controle de qualidade.

A documentação do sistema de qualidade, devidamente regularizada, permitirá a rastreabilidade para investigação de suspeitas de desvio da qualidade. Auditorias internas também devem ser realizadas periodicamente para verificar e confirmar se as atividades e os resultados obtidos estão de acordo com o estabelecido. Todos os procedimentos e resultados devem ser devidamente registrados.

## Organização e pessoal

A definição da estrutura organizacional e de pessoal é a base para estabelecer claramente as atribuições e responsabilidades de cada cargo e função.

O técnico de farmácia tem formação e treinamento acadêmico adequado para assumir a função de manipulação de drogas não neoplásicas e, portanto, é um agente indispensável para promover esse serviço, que visa a segurança do paciente e a desoneração das atividades da enfermagem.

O farmacêutico deve ser capacitado para planejar, gerenciar, supervisionar, treinar e operacionalizar todas as etapas de preparação dos produtos, seguindo e fazendo cumprir os critérios das boas práticas de manipulação de produtos estéreis.

Os manipuladores são habilitados, em regras específicas de cada instituição hospitalar, para a prática dos procedimentos operacionais e validados para que haja absoluta confiabilidade no processo.

## Plano mestre de validação

Trata-se do documento que define como as atividades de qualificação e validação serão desencadeadas para, ao fim, suportarem a implantação dos processos que se pretendem conduzir.

Os principais pontos a serem observados na validação do processo são:

▶ **qualificação de instalação:** evidenciar, documentar e comprovar que o equipamento utilizado no processo está instalado de acordo com os requisitos do projeto;

▶ **qualificação de operação:** demonstrar, de forma documentada, que o equipamento utilizado no processo funciona de acordo com os parâmetros definidos no projeto;

# CENTRAL DE PREPARO DE MEDICAMENTOS ESTÉREIS

▶ **qualificação de processos:** comprovar, por meio de evidências objetivas, que o processo envolvendo a técnica asséptica, a validação dos manipuladores e a validação da assepsia de materiais, sob condições previstas, produz consistentemente um produto que atende a todos os requisitos predeterminados.

## Treinamento

O processo de treinamento é previsto pelo sistema de qualidade e deve ser planejado, documentado e aplicado a todos os colaboradores envolvidos nas atividades que podem afetar a qualidade dos produtos.

## Procedimento de produção dos medicamentos

Todo material a ser utilizado durante o processo de produção chega à área por meio de uma passagem específica de entrada de materiais e medicamentos.

Nessa área, o manipulador, já devidamente paramentado e com todo o material preparado, separa os relatórios e verifica os itens a serem manipulados.

Em função do prévio treinamento, já são de conhecimento do manipulador a técnica e a prática adequadas para manipular os medicamentos, respeitando as características de cada marca comercial disponível sobre as reconstituições e diluições específicas.

Na sequência, os medicamentos são transportados para fora da sala limpa, por meio de uma passagem destinada apenas para essa finalidade.

Os medicamentos manipulados são, então, inspecionados cuidadosamente, observando em sua identificação: nome do paciente, leito, dose, via de administração, estabilidade, volume final e modo de conservação. Todas as operações são registradas em documentos adequados, visando comprovar o cumprimento das boas práticas de manipulação de produtos estéreis.

**Reconstituição, diluição e tempo de infusão de medicamentos injetáveis**

Os medicamentos injetáveis apresentam diferenças no que diz respeito à sua reconstituição, diluição e estabilidade.

Diante disso, cada hospital deve realizar um estudo detalhado em relação aos medicamentos padronizados a serem manipulados para, então, elaborar uma tabela contendo informações indispensáveis, como nome comercial/genérico do medicamento, volume para reconstituição, estabilidade após reconstituição, solução recomendada para infusão, volume para diluição, estabilidade após diluição, concentração máxima de administração, velocidade/tempo de infusão, pH, entre outras informações consideradas importantes.

## Equipamentos

Os equipamentos utilizados na CPME devem ser mantidos limpos e higienizados, conforme procedimentos validados, para evitar qualquer risco de contaminação.

A manutenção dos equipamentos deve ser realizada periodicamente, segundo um programa preestabelecido.

## Controle microbiológico

O controle microbiológico é de fundamental importância para garantir que o processo seja realizado de acordo com os padrões definidos e que não haja desvios passíveis de comprometer a qualidade dos produtos manipulados e, consequentemente, a segurança e a saúde do paciente.

Os principais controles são feitos em:

- **ambientes:** antecâmara, sala de manipulação de injetáveis, fluxos laminares;
- **superfícies:** piso da antecâmara, bancada e parede de fluxo laminar, cortina plástica da entrada da sala de manipulação de injetáveis, maçaneta do *pass-through* (saída e entrada), piso da sala de manipulação;

116 | FARMÁCIA HOSPITALAR

- **manipuladores:** antebraços, palmas da luva direita e esquerda, dorso das luvas, ponta dos dedos direitos e esquerdos;
- **amostras:** esterilidade.

A realização desses controles e a avaliação dos resultados funcionam como um indicador da qualidade do processo.

## Conferência eletrônica de injetáveis

A conferência eletrônica de injetáveis é um processo que, quando adotado, assegura a rastreabilidade dos medicamentos manipulados. Por meio de um sistema implantado especificamente para essa finalidade, é possível vincular o lote do medicamento manipulado ao paciente que receberá esse produto. Acompanhe as etapas desse processo:

1. Após análise, conferência e aprovação do farmacêutico, a prescrição é liberada para que as manipulações sejam realizadas.
2. O sistema gera um relatório no qual constam os seguintes dados:
- um número (designado "ordem de manipulação") que é sequencial e obedece a uma sequência para cada medicamento a ser manipulado para cada paciente, com especificação do medicamento a ser manipulado;
- dose;
- via, horário e data de administração;
- nome do paciente;
- ala de internação;
- leito.
3. Por meio desse relatório, separam-se todos os medicamentos a serem manipulados e, com a leitura do código de barras, vincula-se o medicamento ao paciente para o qual será encaminhado.
4. Vinculado o lote do medicamento, imprime-se a etiqueta com o número da ordem de manipulação que identifica o item a ser manipulado.
5. Um novo relatório é gerado com a finalidade de manipular os medicamentos. Esse relatório contém o número da ordem de manipulação, a descrição do item (nome do medicamento e paciente), o volume de reconstituição, a dose e a via.

6. Os itens são encaminhados à área de manipulação, seguindo as normas e determinações das boas práticas de manipulação de produtos estéreis.

7. O manipulador verifica, por meio do número da ordem de manipulação, o item a ser manipulado e a dose.

8. Os itens manipulados são transportados para o lado de fora da sala limpa, onde serão conferidos e devidamente identificados.

9. A seringa a ser conferida e que contém o medicamento está devidamente identificada com a etiqueta que contém o código de barras referente à ordem de manipulação. Ao efetuar a leitura desse código, o sistema apresenta:

▶ o número da ordem de manipulação;

▶ o nome do paciente, o número de prontuário e o leito;

▶ o medicamento/dose/volume de reconstituição;

▶ a dose prescrita/o volume equivalente/a via de administração.

10. Todas as informações apresentadas no sistema são confirmadas, e é aplicada uma inspeção visual, para garantir a ausência de partículas estranhas ou qualquer tipo de precipitado.

11. Ao confirmar que o medicamento manipulado atende a todas as especificações e normas adequadas, dá-se seguimento ao processo de aprovação.

12. Ao aprovar a manipulação, são impressas duas etiquetas: uma de identificação do medicamento (com todas as informações definidas como essenciais) e outra do paciente para quem o medicamento foi prescrito.

O sistema de conferência e de dispensação eletrônica de injetáveis é bastante completo e praticamente inviabiliza a ocorrência de erros, visto que desde o início do processo consegue vincular o lote do medicamento manipulado para cada paciente, registrando e garantindo que todas as exigências e especificações estabelecidas pelas normas vigentes sejam cumpridas.

A rastreabilidade do processo é possível a qualquer momento em que se suspeite da ocorrência de desvio da qualidade.

Os desvios identificados são sempre avaliados para que se defina a sua causa e se estabeleça a ação corretiva necessária, assegurando a melhoria constante da qualidade dos processos e dos produtos.

FARMÁCIA HOSPITALAR

# CENTRAL DE PREPARO DE MEDICAMENTOS ESTÉREIS

**PONTOS IMPORTANTES DO CAPÍTULO**

A Central de Preparo de Medicamentos Estéreis (CPME) é o setor do hospital responsável pelo preparo de medicamentos injetáveis.

Essa central é formada por salas limpas, onde a concentração de partículas em suspensão no ar é controlada e classificada.

Para manter níveis satisfatórios de número de partículas na sala limpa, é necessário observar aspectos construtivos e operacionais. Por exemplo, fluxos de ar, disposição de equipamentos e movimentação de pessoal e material.

A conferência eletrônica de injetáveis é um processo que assegura a rastreabilidade dos medicamentos manipulados, permitindo vincular o lote do medicamento manipulado ao paciente que receberá esse produto.

# Gerenciamento de riscos no ambiente hospitalar

**9**

Mariza Tobias da Silva

Sabemos que os hospitais são instituições voltadas para o cuidado do paciente e a plena recuperação de sua saúde, tendo como principal objetivo a prestação de serviços com qualidade, eficiência e eficácia.

Por outro lado, em relação à sua finalidade, o ambiente hospitalar também é repleto de riscos. Ao mesmo tempo em que a ampla utilização de recursos tecnológicos, técnicas cirúrgicas inovadoras, novos procedimentos e equipamentos de diagnóstico e os avanços farmacológicos introduziram nos hospitais uma gama complexa de inovação, também trouxeram diferentes níveis de riscos associados, aumentando a possibilidade de erros de procedimentos e de recursos e insumos.

Os hospitais são instituições consideradas de grande impacto ambiental com relação à geração de resíduos e efluentes e pelo alto consumo de recursos naturais, como água e energia, na medida em que mantêm suas atividades em funcionamento ininterrupto, durante o ano todo.

Diante desses fatores apontados, é necessário que essas instituições busquem a gestão responsável dos recursos naturais e dos resíduos gerados, evitando impactos negativos no meio ambiente, bem como na saúde humana (ANAHP, 2021).

Entre as responsabilidades da farmácia hospitalar está a gestão das atividades logísticas que envolvem o medicamento e demais produtos necessários à assistência ao paciente. Tais atividades compreendem operações que envolvem riscos tanto em relação ao manuseio dos materiais e medicamentos (antineoplásicos, antimicrobianos, psicotrópicos e entorpecentes) como em relação ao meio ambiente e à segurança dos trabalhadores. Na gestão das atividades da farmácia hospitalar, a segurança das instalações também deve ser uma preocupação, de modo a garantir a disponibilidade de equipamentos e treinamentos contra incêndios, além de identificação, monitoramento e comunicação dos riscos existentes no ambiente de trabalho.

## Riscos ocupacionais no ambiente hospitalar

Por definição, o risco se caracteriza por uma ou mais condição de determinada variável com potencial para causar danos. Esses danos podem ser entendidos como lesões a pessoas, danos a equipamentos, instalações e ao meio ambiente, perda de material em processo ou redução da capacidade de produção. O risco indica, normalmente, a possibilidade de perigo.

Os acidentes no ambiente hospitalar precisam ser avaliados adequadamente por meio do gerenciamento de riscos característicos das atividades desenvolvidas na instituição. Os acidentes podem envolver pacientes, visitantes, instalações e equipamentos. Muitos desses acidentes resultam em vários tipos de prejuízos e ações legais entre os envolvidos. Diante disso, é necessário que os serviços de saúde:

► garantam mecanismos de prevenção dos riscos de acidentes de trabalho, incluindo o fornecimento de equipamentos de proteção individual (EPIs) em número suficiente e compatível com as atividades desenvolvidas pelos trabalhadores;

► mantenham registro das comunicações de acidentes de trabalho;

► tenham instituída uma Comissão Interna de Prevenção de Acidentes (Cipa), no caso de serviços de saúde com mais de 20 trabalhadores;

► garantam mecanismos de orientação sobre imunização contra tétano, difteria, hepatite B e outros agentes biológicos a que os trabalhadores possam estar expostos;

► mantenham disponíveis a todos os trabalhadores:

  ▪ normas e condutas de segurança biológica, química, física, ocupacional e ambiental;

  ▪ instruções para uso dos EPIs;

  ▪ procedimentos em caso de incêndios e acidentes;

  ▪ orientação para manuseio e transporte de produtos para saúde que estejam contaminados.

O risco no ambiente de trabalho deve ser analisado visando à sua eliminação e ao seu controle. Para isso, é preciso:

▶ **reconhecer os riscos:** identificar, caracterizar e ter conhecimento sobre qual(is) agente(s) de risco de dano à saúde está(ão) presente(s) no ambiente de trabalho;

▶ **avaliar os riscos:** saber quantificar e verificar, de acordo com determinadas técnicas, a magnitude dos riscos – se for maior ou menor e se os riscos são grandes ou pequenos, comparados com determinados padrões;

▶ **controlar os riscos:** adotar medidas técnicas, administrativas, preventivas ou corretivas de diversas naturezas, a fim de eliminar e/ou atenuar os riscos existentes no ambiente de trabalho.

A legislação trabalhista determina que os riscos ambientais sejam divididos em cinco grupos e identificados em três graus (pequeno, médio e grande), que são representados por círculos (quanto maior o círculo, maior é o risco da área), conforme ilustrado no quadro 9.1.

**Quadro 9.1 – Classificação e identificação dos riscos ambientais**

| Intensidade dos riscos e grupos de riscos |
|---|
| No mapa de risco, os riscos são representados e indicados por círculos coloridos de três tamanhos diferentes, conforme o seu grau. |
| ● Risco biológico pequeno |
| ● Risco biológico médio |
| ● Risco biológico grande |
| ● Risco químico pequeno |
| ● Risco químico médio |
| ● Risco químico grande |
| ● Risco ergonômico pequeno |
| ● Risco ergonômico médio |
| ● Risco ergonômico grande |
| ● Risco físico pequeno |
| ● Risco físico médio |
| ● Risco físico grande |
| ● Risco mecânico pequeno |
| ● Risco mecânico médio |
| ● Risco mecânico grande |

Fonte: adaptado de Brasil (2020a; 2021a).

**Quadro 9.2 – Descritivo de riscos e exemplos**

| Tipo de risco | Exemplos | | | | | |
|---|---|---|---|---|---|---|
| Risco químico – representado pela **cor vermelha** | Fumos | Gases | Neblina | Névoas | Poeiras | Vapores |
| Risco mecânico – representado pela **cor azul** | Arranjo físico deficiente | Ferramentas inadequadas | Máquinas sem proteção | Dispositivos defeituosos | Ligações elétricas deficientes | |
| Risco biológico – representado pela **cor marrom** | Vírus | Bacilos | Bactérias | Fungos | Parasitas | Animais de laboratório e peçonhentos |
| Risco ergonômico – representado pela **cor amarela** | Trabalho físico pesado | Ritmos excessivos | Postura incorreta | Posições incômodas | Jornada prolongada | Trabalho em pé |
| Risco físico – representado pela **cor verde** | Calor | Radiações não ionizantes | Radiações ionizantes | Ruído | Umidade | Vibrações |

Fonte: adaptado de Brasil (1994a).

Com base nos riscos observados, as empresas devem também elaborar o mapa de riscos ambientais, uma representação gráfica que mostra o conjunto de fatores presentes nos locais de trabalho (sobre a planta baixa da empresa, podendo ser completo ou setorial) capazes de acarretar prejuízos à saúde dos trabalhadores, desde acidentes até doenças.

O mapa de risco tem por objetivo a conscientização dos funcionários por meio da fácil visualização dos riscos existentes na sua área de trabalho, reunindo as informações necessárias para estabelecer o diagnóstico da situação de segurança e saúde na empresa e possibilitar, durante a sua elaboração, a troca e a divulgação de informações entre os trabalhadores, bem como estimular sua participação nas atividades de prevenção.

## Equipamentos de proteção coletiva e equipamentos de proteção individual

Conforme a Portaria nº 3.214/1978 (BRASIL, 1978) e a NR 6 (BRASIL, 2018a), a legislação trabalhista brasileira preconiza a necessidade de as empresas adotarem medidas de controle por meio da utilização de equipamentos de proteção coletiva e individual, visando propiciar a segurança das pessoas de acordo com os perigos existentes em cada tipo de estabelecimento.

Os equipamentos de proteção coletiva (EPC) são dispositivos fixos ou móveis instalados pela empresa para a segurança coletiva. Sua adoção promove não apenas a segurança dos profissionais como de todo o ambiente ocupacional, uma vez que são capazes de neutralizar ou, pelo menos, reduzir os riscos no ambiente de trabalho. Além disso, são capazes de evitar que acidentes ocupacionais aconteçam aos colaboradores ou a terceiros, garantindo melhorias nas condições de trabalho.

**Quadro 9.3 – EPCs no ambiente hospitalar**

| Equipamentos de proteção coletiva | | |
|---|---|---|
| Alarmes | Cones | Corrimão |
| Chuveiros de segurança | Grades | Exaustores |
| Dispositivos de bloqueio | Plataformas | Kit de primeiros socorros |
| Redes de proteção | | |

Os equipamentos de proteção coletiva são necessários, por exemplo, em setores que prestam serviços de radiologia ou em ambientes com alto grau de ruído.

O equipamento de proteção individual (EPI) é "todo dispositivo ou produto, de uso individual utilizado pelo trabalhador, destinado à proteção de riscos suscetíveis de ameaçar a segurança e a saúde no trabalho" (BRASIL, 2018a). A NR 6 estabelece que os EPIs devem

> [...] apresentar em caracteres indeléveis e bem visíveis, o nome comercial da empresa fabricante, o lote de fabricação e o número do CA, ou, no caso de EPI importado, o nome do importador, o lote de fabricação e o número do CA. (BRASIL, 2018a)

Além disso, segundo a NR 6, os EPIs servem para proteção da integridade física dos trabalhadores no exercício de suas atividades, de acordo com o risco de cada atividade.

Desse modo, a empresa é obrigada a fornecer gratuitamente aos empregados o EPI adequado ao risco, em perfeito estado de conservação e funcionamento, sempre que necessário.

**Quadro 9.4 – EPIs no ambiente hospitalar**

| Equipamentos de proteção individual | | |
| --- | --- | --- |
| Aventais | Calçados de segurança | Capacetes |
| Cintas e correias de segurança | Cremes protetores | Luvas ou mangas de proteção |
| Óculos de segurança | Protetor auricular | Respiradores e máscaras |

Cabe aos empregados a responsabilidade pelo uso do EPI (utilizando-o somente para a finalidade a que se destina), por sua guarda e conservação, devendo comunicar ao empregador qualquer alteração que o torne impróprio para uso.

## Gestão de resíduos na área da saúde

A gestão de resíduos é um dos aspectos ambientais mais importantes na área da saúde, pela relevância para a saúde dos trabalhadores, a saúde pública em geral e a proteção ao meio ambiente, e pelo ponto de vista financeiro, na medida em que o bom gerenciamento de resíduos contribui para melhor eficiência operacional e melhor gestão de recursos materiais e financeiros, evitando desperdícios.

Em 2010, a Lei nº 12.305 instituiu a Política Nacional de Resíduos Sólidos (PNRS), descrevendo princípios, objetivos, instrumentos e diretrizes relativos à gestão integrada e ao gerenciamento de resíduos sólidos, incluídos os perigosos, às responsabilidades dos geradores e do poder público e aos instrumentos econômicos aplicáveis. Entre os objetivos dessa lei estão "não geração, redução, reutilização, reciclagem e tratamento dos resíduos sólidos, bem como disposição final ambientalmente adequada dos rejeitos" (BRASIL, 2010c), o que corresponde à priorização da gestão dos resíduos.

**Figura 9.1 – Priorização da gestão de resíduos segundo a Política Nacional de Resíduos Sólidos**

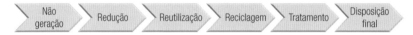

Os resíduos de serviços de saúde (RSS) são os resíduos gerados nos estabelecimentos de atendimento à saúde humana e animal, como hospitais, clínicas, farmácias, laboratórios, necrotérios, etc. Alguns desses resíduos, por apresentarem risco eminente à saúde humana e ao meio ambiente, são chamados de "resíduos de fontes especiais", e cada um deles recebe uma atenção diferenciada, desde a sua geração até a sua destinação final, a fim de evitar prejuízos à saúde e/ou danos ao meio ambiente. A seguir, são citados alguns riscos dos RSS:

▶ Potencial contaminação do solo e das águas superficiais e subterrâneas, pelo lançamento em lixões e aterros sanitários.
▶ Riscos aos catadores de lixo, principalmente lesões provocadas por materiais cortantes e perfurantes.
▶ Ingestão de alimentos contaminados ou aspiração de material particulado em suspensão.
▶ Contaminação do ar, quando os RSS são tratados de forma inadequada de incineração, com emissão de poluentes para a atmosfera.

A Resolução nº 358/2005 do Conselho Nacional do Meio Ambiente (Conama) (BRASIL, 2005a) estabelece que toda instituição de saúde deve elaborar seu Plano de Gerenciamento de Resíduos de Serviços de Saúde (PGRSS), documento que aponta e descreve todas as ações relativas ao gerenciamento dos resíduos de serviços de saúde, observadas suas características e seus riscos, contemplando os aspectos referentes a geração, identificação, segregação, acondicionamento, coleta, armazenamento, transporte, destinação e disposição final ambientalmente adequada, bem como as ações de proteção à saúde pública, do trabalhador e do meio ambiente, observando as regulamentações federais, estaduais, municipais ou do Distrito Federal.

Os resíduos de serviços de saúde dividem-se em cinco grupos, de acordo com suas características.

**Quadro 9.5 – Classificação dos resíduos de serviços de saúde**

| Grupo | Característica |
|---|---|
| A | Resíduo infectante |
| B | Resíduo químico |
| C | Rejeito radioativo |
| D | Resíduo comum (sem características específicas ou que não tenha tido contato com materiais biológicos, químicos e radioativos) |
| E | Resíduo perfurocortante |

Fonte: adaptado de Brasil (2005a; 2018b).

1. **Grupo A – resíduo infectante:** possível presença de agentes patogênicos, como vírus, bactérias e fungos que podem transmitir doenças ou causar infecções. Esse grupo é composto por secreções, excreções e líquidos orgânicos e por resíduos que apresentam essas substâncias em quantidade representativa, como:
   ▶ resíduos das áreas de isolamento de pacientes;
   ▶ filtros de gases aspirados de áreas contaminadas;
   ▶ peças anatômicas;
   ▶ inóculo e misturas de microrganismos em laboratórios clínicos.
2. **Grupo B – resíduo químico:** contém produtos químicos que apresentam periculosidade à saúde pública ou ao meio ambiente, dependendo de suas características de inflamabilidade, corrosividade,

reatividade, toxicidade, carcinogenicidade, teratogenicidade, mutagenicidade e quantidade. Fazem parte desse grupo:

- resíduos de medicamentos quimioterápicos, incluindo produtos e materiais contaminados por estes;
- resíduos de produtos farmacêuticos, como medicamentos vencidos, interditados ou não utilizados;
- produtos tóxicos, corrosivos, inflamáveis ou reativos;
- lâmpadas fluorescentes;
- pilhas e baterias;
- resíduos de saneantes, desinfetantes, resíduos contendo metais pesados; reagentes para laboratório, inclusive os recipientes contaminados por estes;
- efluentes de processadores de imagem (reveladores e fixadores);
- efluentes dos equipamentos automatizados utilizados em análises clínicas.

3. **Grupo C – rejeito radioativo:** contaminado por material radioativo. Fazem parte desse grupo todos os resíduos dos grupos A, B e D contaminados direta ou indiretamente por radionuclídeos. Esse rejeito deve ser acondicionado em cofre de chumbo até que o nível de radiação decaia a um limite aceitável pela legislação. Após o decaimento da radioatividade, esse rejeito passa a ser considerado resíduo infectante. Por exemplo, material de higiene, restos de alimentos e embalagens contaminadas com resíduos radioativos.

4. **Grupo D – resíduo comum:** é todo resíduo que não apresenta características específicas e/ou que não tenha tido contato com materiais biológicos, químicos e radioativos. Não apresenta risco biológico, químico ou radiológico à saúde pública ou ao meio ambiente. É classificado em reciclável e não reciclável. Fazem parte desse grupo:

- resíduos orgânicos, como restos de alimentos, cascas de frutas, papel sanitário, papel-toalha, lenço de papel;
- resíduos de jardinagem;
- recicláveis (papéis, plásticos e metais).

5. **Grupo E – resíduo perfurocortante:** apresenta pontas e/ou arestas que podem causar corte ou perfuração com risco de contaminação química ou biológica. Esse tipo de resíduo tem características dos

resíduos do grupo A (infectante), mas, devido ao grande risco de contrair uma infecção pelo contato com esse resíduo, criou-se um grupo específico para que seu gerenciamento seja mais efetivo. Fazem parte dessa categoria os resíduos com característica infectante, química e radioativa, como agulhas, ampolas quebradas, bisturis, escalpes, lâminas de barbear, tesouras e utensílios de vidro de laboratório. Como esses resíduos são responsáveis por muitos acidentes de trabalho, seu descarte deve ser feito sempre em recipientes contentores.

Resíduos dos grupos A, B, C e E (infectante, químico, radioativo e perfurocortante) são classificados como resíduos perigosos pela legislação, e, por essa razão, seu manejo é diferente.

## Segregação e acondicionamento dos resíduos de serviços de saúde

### Segregação dos RSS

De acordo com a legislação brasileira, a segregação/separação dos resíduos deve ser realizada no momento de sua geração, conforme sua característica física, química ou biológica e seu estado físico, submetendo-os à inativação microbiana quando necessário, na própria unidade geradora.

### Acondicionamento dos RSS

Os resíduos podem ser acondicionados em lixeiras, tambores, sacos de lixos, *big bags*, sacos de ráfia, caçambas, entre outros. O recipiente adotado dependerá das características do resíduo gerado, sendo que a sua identificação é imprescindível. Tanto os sacos quanto os recipientes deverão ser identificados com símbolos, cores e frases preestabelecidos, conforme legislação vigente.

FARMÁCIA HOSPITALAR

## Controle dos materiais perigosos e resíduos: tratamento e destino

▶ **Grupo A:** recebe o tratamento de desativação eletrotérmica (ETD), sendo disposto em aterro sanitário.
▶ **Grupo B:** resíduos sólidos são destinados a aterros industriais (Aterro Classe I); resíduos líquidos são incinerados, e o material particulado resultante da queima é disposto em aterro sanitário.
▶ **Grupo C:** após decaimento, recebe o mesmo tratamento que o resíduo infectante (ETD + aterro sanitário).
▶ **Grupo D:** resíduos orgânicos (não recicláveis) vão para aterro sanitário. Os recicláveis vão para as usinas de beneficiamento e reciclagem.
▶ **Grupo E:** recebe o tratamento de desativação eletrotérmica (ETD) e depois é disposto em aterro sanitário.

## Identificação dos grupos dos resíduos de serviços de saúde

O quadro 9.6 apresenta a identificação para os RSS preconizada pela RDC nº 222/2018.

**Quadro 9.6 – Identificação e símbolos dos resíduos de serviços de saúde**

| Resíduo | Identificação | Símbolo |
|---|---|---|
| Grupo A | Identificado, no mínimo, pelo símbolo de risco biológico, com rótulo de fundo branco e desenho e contorno pretos, acrescido da expressão "Resíduo infectante". | RESÍDUO INFECTANTE |
| Grupo B | Identificado por meio de símbolo e frase de risco associado à periculosidade do resíduo químico. | RESÍDUO QUÍMICO |

*(cont.)*

| Resíduo | Identificação | Símbolo |
|---|---|---|
| Grupo C | Representado pelo símbolo internacional de presença de radiação ionizante (trifólio de cor preta ou magenta) em rótulo de fundo amarelo, acrescido de "Material radioativo", "Rejeito radioativo" ou "Radioativo". | |
| Grupo D | Identificado conforme definido pelo órgão de limpeza urbana. | RESÍDUO COMUM |
| Grupo E | Identificado pelo símbolo de risco biológico, com rótulo de fundo branco e desenho e contorno pretos, acrescido da inscrição "Resíduo perfurocortante". | RESÍDUO PERFUROCORTANTE |

Fonte: adaptado de Brasil (2018b).

O descarte adequado de medicamentos e outros insumos por vencimento ou deterioração deve ser uma preocupação do serviço de farmácia hospitalar. É preciso investir em práticas de gestão de estoque que evitem a ocorrência de produtos em tais condições.

Para reduzir o risco potencial de contaminação do meio ambiente e proceder com a destinação correta dos produtos, é preciso investir em procedimentos adequados de descarte. Recomendam-se os cuidados apresentados a seguir para o descarte seguro de medicamentos e outros produtos de saúde que estejam vencidos ou danificados (FERRACINI; BORGES FILHO, 2010):

▶ Os antibióticos, antineoplásicos e desinfetantes não devem ser descartados no sistema de esgoto, pois podem destruir as bactérias utilizadas no sistema de tratamento de água.

- Os antineoplásicos não devem ser lançados em cursos de água, pois podem prejudicar a vida aquática ou contaminar água potável.
- A incineração de produtos farmacêuticos em baixas temperaturas ou em recipientes abertos deve ser evitada, pois resulta na liberação de poluentes tóxicos na atmosfera.
- O descarte ineficiente e incorreto pode fazer com que medicamentos vencidos sejam reaproveitados para venda ao público ou tenham outras utilizações indevidas. Por isso, é importante manter os produtos vencidos em recipientes adequadamente identificados e separados enquanto aguardam o descarte, impedindo que sejam utilizados inadvertidamente.

Do ponto de vista da organização, um dos aspectos fundamentais no processo de gestão de resíduos é minimizar a quantidade enviada para os aterros sanitários, especialmente dos resíduos perigosos (classes A, B, C e E), investindo em reciclagem e reutilização. Medidas como coleta seletiva por meio da segregação adequada e melhorias no processo de tratamento de resíduos permitem a redução do volume de resíduos destinados aos aterros sanitários. Uma alternativa interessante é a logística reversa, que permite compartilhar com o fornecedor o ciclo de vida do produto, aumentando, assim, a sua vida útil por meio da reintrodução no ciclo produtivo.

## Prevenção de infecções e a higienização das mãos

A correta higienização das mãos é uma prática essencial em serviços de saúde para a prevenção de infecções relacionadas à assistência à saúde (IRAS) em pacientes e a propagação da resistência microbiana aos antimicrobianos.

Em 2009, a OMS lançou a campanha "Salve vidas: higienize suas mãos", celebrada anualmente em 5 de maio, o Dia Mundial da Higiene das Mãos. Apoiada no tema "Segundos que salvam vidas – higienize suas mãos!", a ação contou com o apoio da Anvisa e da Organização Pan-Americana da Saúde (OPAS). Em 2021, a ação buscou estimular a adoção de boas práticas de higienização pelos profissionais que atuam em serviços de saúde. De acordo com a Anvisa,

> [...] um requisito fundamental para a implementação efetiva da ação de higiene das mãos nos pontos de assistência/tratamento é a mudança de sistema no próprio serviço de saúde, de forma a proporcionar uma infra-estrutura apropriada nas unidades e o fornecimento de insumos naqueles pontos. Os insumos incluem preparação alcoólica para fricção antisséptica das mãos, sabonete líquido e água, além de papel-toalha descartável. (ANVISA, 2021)

A Anvisa ressalta ainda que o fornecimento confiável e ininterrupto de insumos de boa qualidade, nos pontos de assistência, permite aos profissionais prontamente higienizarem as mãos nos cinco momentos necessários, destacados a seguir (OPAS; ANVISA; OMS, 2008):

1. Antes de contato com o paciente.
2. Antes da realização de procedimento asséptico.
3. Após risco de exposição a fluidos corporais.
4. Após contato com o paciente.
5. Após contato com as áreas próximas ao paciente.

**Figura 9.2 – Os cinco momentos para a higiene das mãos**

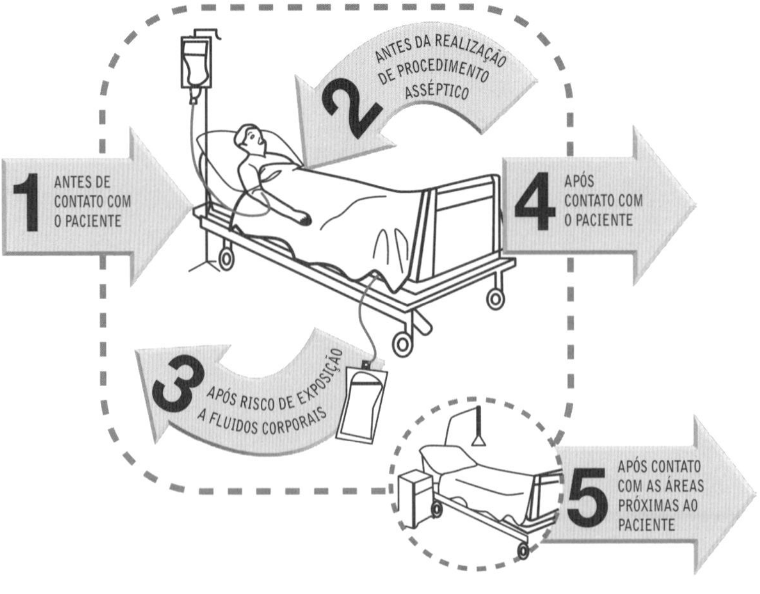

Fonte: adaptado de OPAS, OMS e Anvisa (2008).

A higiene com preparação alcoólica é o método preferido de higienização das mãos por profissionais que atuam em serviços de saúde, pela facilidade de acesso ao produto no ponto de assistência e por reduzir microrganismos rapidamente (intervalo de 20 a 30 segundos), além de ser bem tolerado pela pele. Essas vantagens podem ajudar a superar as barreiras que impedem o cumprimento da higiene das mãos nesses serviços.

A prática de higiene das mãos para a prevenção de infecções foi reconhecida em todo o mundo com a pandemia de covid-19, também se tornando uma medida fundamental para a prevenção da doença em serviços de saúde. Nesse cenário, a OMS enfatizou a importância da higienização das mãos como tentativa de melhorar consistentemente essa prática de segurança do paciente nos serviços de saúde, evitando a propagação do SARS-CoV-2 e reforçando as boas práticas nesses serviços, que devem ser sustentadas ao longo do tempo, e não somente em situações de pandemia.

O Programa de Higiene das Mãos da OMS atua em três componentes críticos:

▶ infraestrutura;
▶ treinamento;
▶ auditorias com *feedback*, para aumentar a adesão e prevenir infecções.

Conforme relatório elaborado pelo Hospital Israelita Albert Einstein (2021), a infecção adquirida na assistência é considerada um evento adverso, ressaltando que "paciente e família são importantes aliados e devem ser engajados em fazer parte do cuidado, observar e incentivar a higiene das mãos dos profissionais de saúde".

**PONTOS IMPORTANTES DO CAPÍTULO**

As operações da farmácia hospitalar envolvem riscos tanto em relação ao manuseio dos materiais e medicamentos como em relação ao meio ambiente e à segurança dos trabalhadores.

Os riscos são identificados por símbolos que precisam ser do conhecimento de todos os funcionários.

O estabelecimento é obrigado a fornecer gratuitamente aos funcionários o equipamento de proteção individual (EPI) em perfeito estado de conservação e funcionamento, sempre que necessário. Cabe ao funcionário a responsabilidade pelo seu uso.

Toda instituição de saúde deve elaborar seu Plano de Gerenciamento de Resíduos de Serviços de Saúde, descrevendo as ações relativas ao seu gerenciamento (por exemplo, separação, acondicionamento, coleta, armazenamento, transporte, destinação e disposição final).

# Erro de medicação 10

Neila Maria Marques Negrini
Mariza Tobias da Silva

Todo indivíduo, em algum momento da vida, faz uso de medicamentos para prevenir ou tratar doenças. Por isso, os medicamentos são uma das principais formas de intervenção no cuidado com a saúde, proporcionando benefícios significativos ao paciente. Contudo, o uso inadequado de medicamentos pode provocar danos.

Segundo o National Coordinating Council for Medication Error Reporting and Prevention (NCC MERP), os erros de medicação (EMs) são definidos como

> [...] qualquer evento evitável que pode causar ou levar ao uso inapropriado de medicamentos ou dano ao paciente enquanto a medicação está no controle do profissional de saúde, do paciente ou do consumidor. Tais eventos podem estar relacionados a prática profissional, produtos de cuidados de saúde, procedimentos e sistemas, incluindo prescrição, transcrição, rotulagem, embalagens e nomenclatura, composição, dispensação, distribuição, administração, educação, monitoramento e uso. (NCC MERP, 2020, tradução nossa)

Nessa perspectiva, os erros com medicamentos ocorrem nos hospitais, e os que causam danos resultam em altos custos para sua correção. Um estudo realizado em dois prestigiados hospitais universitários nos Estados Unidos identificou que aproximadamente dois de cada cem pacientes experimentaram um evento adverso evitável relacionado a medicamentos, o que resultou em um aumento de custo da internação na ordem de US$ 4,7 mil, ou, extrapolando para os 700 leitos dos hospitais, algo como US$ 2,8 milhões anualmente. Em um contexto de toda a nação norte-americana, o aumento do custo hospitalar com os eventos adversos evitáveis relacionados a medicamentos, que afetam os pacientes internados, atinge o valor de aproximadamente US$ 2 bilhões. Essa perspectiva mostra apenas uma fração da complexidade e do tamanho do problema, visto que pacientes internados nos hospitais representam uma proporção pequena do total da população em risco (KOHN; CORRIGAN; DONALDSON, 2000).

No Brasil, ainda faltam estudos mais aprofundados sobre o assunto e uma taxonomia unificada para identificação e comparação dos erros encontrados. Também é possível observar o aumento de notícias veiculadas na imprensa e nas mídias sociais descrevendo erros associados ao uso de medicamentos no país.

Em 2013, com a instituição do Programa Nacional de Segurança do Paciente (PNSP), foi aprovado o Protocolo de Segurança na Prescrição, Uso e Administração de Medicamentos, o que ampliou de maneira significativa o reconhecimento e as discussões sobre os erros de medicação no Brasil.

Sabendo dos sérios prejuízos ao paciente e ao sistema de saúde, é extremamente importante investir em métodos de identificação e análise dos erros de medicamentos e suas causas, além de práticas seguras de uso que minimizem a ocorrência dos erros e dos danos por eles causados.

## Erros de medicação

Em sua maioria, os erros de medicação são evitáveis; assim, a identificação e a análise desses incidentes trazem benefícios à segurança do paciente. Sistemas estruturados de reporte de erros de medicação, junto a estratégias de auditoria e relatórios criados pelos sistemas eletrônicos de medicamentos, permitem identificar riscos potenciais, tipos de erros que estão acontecendo no cuidado ao paciente, a causa dessas falhas e os caminhos para a prevenção da recorrência.

A Joint Commission, responsável por avaliar a qualidade de serviços hospitalares mundialmente, sugere que as instituições disponham de ferramentas capazes de medir e monitorar seus resultados. Recomenda também a utilização de instrumentos de notificação, análise das causas e implantação de melhorias.

Os sistemas de notificação de erros de medicação devem coletar informações sobre os incidentes ocorridos, os quase erros e outros riscos associados ao processo de uso dos medicamentos. Entretanto, em algumas situações é possível perceber confusão nas terminologias e nos conceitos utilizados, o que pode ser um fator complicador para a identificação de um erro. É importante salientar que um erro de medicação é sempre evitável, diferenciando-se, assim, das reações adversas a medicamentos (RAMs) – definidas como não evitáveis –, que, segundo a OPAS (2005), são uma resposta nociva e não intencional a um medicamento, que ocorre nas doses normalmente usadas em seres humanos.

## Análise dos erros de medicação

O principal objetivo do monitoramento de erros de medicação é prevenir erros futuros a partir do aprendizado com as falhas, implantar soluções que mitiguem riscos, corrigir defeitos e construir um sistema seguro para o uso. A etapa de análise dos EMs é, sem dúvida, uma parte crucial desse processo, pois permite identificar dados sobre a origem das falhas na cadeia de uso dos medicamentos.

Os EMs devem ser analisados na perspectiva do sistema, e é conveniente classificá-los de acordo com o processo da cadeia de uso em que se originam, a gravidade para o paciente e o tipo de erro ocorrido. Para analisá-los, também é essencial conhecer os fatores que contribuíram para sua ocorrência.

**Figura 10.1 – Etapas da cadeia de uso de medicamentos em organizações hospitalares**

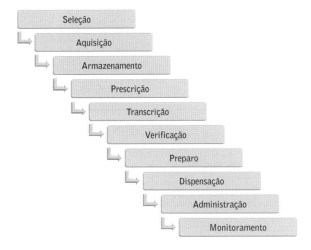

Embora cada processo esteja sob responsabilidade de um grupo específico de profissionais, muitos desses profissionais (médicos, farmacêuticos, enfermeiros, técnicos de enfermagem, técnicos de farmácia, funcionários administrativos, pacientes, etc.) acabam fazendo parte de mais de uma etapa da cadeia. Portanto, o funcionamento geral do sistema depende de todos os profissionais envolvidos e de sua capacidade de coordenação e trabalho em equipe.

**Figura 10.2 – A teoria do queijo suíço na investigação de eventos adversos relacionados a medicamentos**

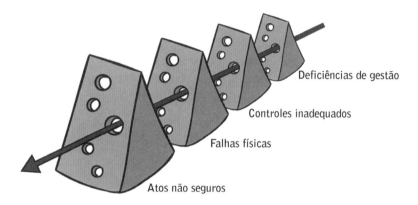

Fonte: adaptado de Reason (2000, p. 769).

Na análise, o registro de ocorrência do erro na cadeia de uso de medicamentos permite a identificação da etapa em que o EM ocorre com mais frequência, proporcionando a priorização das medidas de prevenção nessas etapas. No âmbito hospitalar, os processos nos quais geralmente se observa maior incidência de EM são na administração, na prescrição e na dispensação, embora muitos desses erros sejam considerados "quase erros" ou "com dano ausente".

É importante considerar a gravidade das consequências ao paciente após um EM, já que essa informação é utilizada para estabelecer prioridades de ação. O modelo proposto pelo NCC MERP (2001) categoriza o EM de acordo com a gravidade do dano produzido, considerando nove categorias de gravidade (de A até I) e:

▶ se o erro atingiu o paciente;

ERRO DE MEDICAÇÃO | 141

▶ se causou danos;

▶ quais foram os graus do dano (quando aplicável).

As nove categorias foram classificadas em quatro níveis principais: erro potencial, erro sem dano, erro com dano e erro fatal. Por meio dessa classificação, é possível analisar também os quase erros e estabelecer uma sistemática importante de avaliação e implementação de ações de melhoria para um tipo de EM categorizado como "potencial de dano grave" (aquele que não provoca dano ao paciente, mas que poderia ter causado devido ao seu potencial de perigo). Como exemplo deste tipo, podemos citar a dispensação errônea de um bloqueador neuromuscular, identificada por uma enfermeira momentos antes da administração. Embora se trate de um quase erro, se o medicamento tivesse sido administrado, poderia ter causado danos devastadores ao paciente.

**Quadro 10.1 – Categorias dos erros e suas consequências**

| Categoria | Descrição e consequências |
| --- | --- |
| A | Erros potenciais ou não erros. Situações ou circunstâncias passíveis de causar erros. Por exemplo, vários medicamentos para separação misturados na mesma bancada. |
| B | *Near miss* ou quase erro. O erro ocorre, mas não atinge o paciente. Por exemplo, o preparo de um medicamento com volume de diluição errado, mas o problema é identificado antes da administração ao paciente. |
| C | O erro atinge o paciente, mas não causa dano algum. |
| D | O erro atinge o paciente, também não causa dano, mas há a necessidade de intervenção para garantir a segurança do paciente. |
| E | O erro ocorre e pode contribuir para um dano temporário ao paciente (ou resultar em um dano temporário), requerendo intervenção. |
| F | O erro ocorre e pode contribuir para um dano temporário ao paciente (ou resultar em um dano temporário), requerendo hospitalização inicial ou prolongamento da atual. |
| G | O erro ocorre e pode contribuir para um dano permanente (ou resultar em um dano permanente). |
| H | O erro ocorre e requer intervenções necessárias à manutenção da vida do paciente. |
| I | O erro ocorre e pode contribuir para a morte do paciente (ou nela resultar). |

Fonte: adaptado de NCC MERP (2001).

# Classificação dos erros de medicação

Para prosseguimento da análise dos EMs, outra etapa importante é a classificação dos tipos de erros. Essa ação é fundamental para aplicar uma linguagem padronizada e uma classificação estruturada dos erros.

São vários os órgãos de segurança de medicamentos que publicaram classificações dos tipos de erros com base em suas experiências, como a American Society of Health-System Pharmacists (ASHP) e o NCC MERP, entre outros. Salientamos que, em alguns casos, os tipos de EMs notificados não estão mencionados nas classificações. Isso acontece devido à heterogeneidade do sistema de uso de medicamentos, além da complexidade dos EMs.

Vimos que a análise dos EMs permite avaliar aspectos básicos, como o tipo de erro, em que momento aconteceu e o dano que causou. Todas essas informações são importantíssimas para a classificação do erro, mas os principais fatores a serem descobertos são os que contribuíram para a incidência do erro, a fim de detectar pontos de fragilidade e desenvolver medidas de contenção.

As causas dos EMs são multifatoriais e complexas. Demonstram problemas em procedimentos e técnicas de trabalho, ambiente e infraestrutura, e, muitas vezes, são multidisciplinares, podendo afetar processos variados e, portanto, diferentes profissionais envolvidos no mesmo erro.

A relação entre os tipos e as causas dos EMs é do mesmo modo complexa. Um tipo de erro de medicação pode ser atribuído a várias causas e fatores diferentes, e, de forma contrária, uma causa pode estar envolvida em vários tipos diferentes de EMs. O grande marco na análise de erros de medicação foi desenvolvido por Leape *et al.* (1995), primeiro estudo que focou a análise das causas como falhas do sistema, e não dos indivíduos. Nesse estudo, demonstrou-se a importância de responder a três perguntas-chave:

▶ qual foi o erro?
▶ por que o erro aconteceu?
▶ quais foram as falhas latentes no sistema?

FARMÁCIA HOSPITALAR

Essa abordagem é fundamental, pois, ainda que os profissionais de saúde cumpram diretrizes seguras em seus processos de trabalho, podem não existir sistemas adequados na instituição. Por exemplo, como uma enfermeira identifica corretamente um paciente se o sistema de pulseira de identificação não é utilizado de forma adequada?

Um dos pilares de segurança para a administração de medicamentos concentra-se nos "cinco certos":

- ▶ paciente certo;
- ▶ medicamento certo;
- ▶ dose certa;
- ▶ via de administração certa;
- ▶ horário certo.

Ambientes sem iluminação adequada, rótulos de medicação com informações confusas ou ambíguas e ordens manuscritas ilegíveis podem desfavorecer o cumprimento dessa etapa, apesar de todo o esforço do profissional.

De acordo com Rosa e Perini (2003), descobrir o profissional envolvido em um erro de medicação é menos importante do que aprender com o que aconteceu de errado e suas causas. Embora a maioria dos erros de medicação tenha origem sistêmica, um número reduzido deles é provocado por comportamento de risco por parte do profissional (em casos assim, é necessário adotar medidas punitivas ou mesmo afastar o profissional da função exercida). É importante compreender que um ambiente não punitivo não significa tolerância a ações intencionais de risco de profissionais que, propositalmente, não seguem as regras de segurança ou mesmo são reincidentes.

Diferentes classificações já foram divulgadas sobre causas de EM. As mais utilizadas em programas de notificação são a taxonomia NCC MERP e a ISMP.

Mesmo com diferentes taxonomias e com a complexidade dos sistemas de uso de medicamentos, muitos erros de medicação envolvem circunstâncias semelhantes. Leape *et al.* (1995) identificaram que as causas mais comuns encontradas foram: falta de conhecimento sobre a droga (22%), falta de informações sobre o paciente (14%) e informação incorreta sobre medicamentos (29%).

# Estratégias de prevenção

A partir da análise do sistema de uso de medicamentos, as falhas e causas comumente encontradas nos EMs proporcionaram a elaboração de uma relação dos principais elementos do uso de medicamentos, os erros associados e as estratégias de redução de riscos, conforme apresentado a seguir.

## Informações do paciente

Informações como idade, sexo, diagnóstico, alergias, peso, gravidez, resultados de exames laboratoriais e sinais vitais devem ser consideradas nas etapas de prescrição, dispensação e administração de medicamentos.

**Exemplos de falhas associadas**

▶ Ajuste de dose para pacientes com insuficiência hepática ou renal.
▶ Alergias não identificadas.
▶ Medicamentos contraindicados para pacientes grávidas.
▶ Peso não disponível para cálculo de medicações.

**Exemplos de estratégias de segurança**

▶ Comunicar à farmácia sobre alergias antes da dispensação do medicamento.
▶ Acesso eletrônico aos valores de exames laboratoriais.
▶ Pulseiras de identificação de alergia nos pacientes.
▶ Dois identificadores (nome e prontuário) e/ou código de barras para identificação do paciente.
▶ Prescrições ou computadores à beira do leito para administração de medicamentos.
▶ Monitorização especial para pacientes de alto risco (obesos, portadores de asma ou apneia do sono) recebendo opioides IV.

## Informações do medicamento

Informações como dose usual e dose máxima, via de administração, precauções, contraindicações, cuidados especiais, interações medicamentosas e alergias cruzadas devem estar prontamente disponíveis para aqueles que prescrevem, dispensam e administram medicamentos.

**Exemplos de falhas associadas**

- Informações incompletas ou errôneas dos medicamentos de uso contínuo ou habitual.
- Déficit de conhecimento levando a dispensação ou administração de doses ou vias de administração erradas.
- Desconhecimento da equipe sobre precauções ou monitorizações especiais necessárias.
- Interações medicamentosas graves ignoradas ou negligenciadas.

**Exemplos de estratégias de segurança**

- Fornecer informações atualizadas e de consulta rápida para as equipes assistenciais.
- Presença constante de farmacêuticos nas unidades de internação, para consultas e educação às equipes.
- Estabelecer doses máximas para os medicamentos potencialmente perigosos ou de alta vigilância.
- Implantar alertas informatizados sobre doses excessivas.
- Revisão de todas as prescrições por profissional farmacêutico antes da dispensação.
- Estabelecer processo de conciliação medicamentosa para os pacientes na admissão, na transferência e na alta do hospital.

## Comunicação

Processos para prescrição e obtenção de medicamentos devem ser padronizados e, preferencialmente, automatizados a fim de minimizar erros.

**Exemplos de falhas associadas**

- Falhas nos questionamentos de ordens ambíguas ou pouco claras em razão da postura intimidatória do prescritor.

- Ordens manuscritas ilegíveis.
- Prescrições incompletas de medicamentos.
- Uso de abreviaturas não permitidas.
- Ordens verbais não compreendidas.

**Exemplos de estratégias de segurança**

- Utilização de sistemas eletrônicos de prescrição e registro conectados à farmácia.
- Utilização de prescrições médicas prontas para drogas de alta vigilância ou potencialmente perigosas e críticas.
- Proibição da utilização de siglas não padronizadas que podem levar a erros.
- Desencorajar o uso de ordens verbais (inclusive telefônicas) para a prescrição de medicamentos, exceto em emergências.
- Repetir as ordens verbais para confirmar o entendimento (*read back*).
- Exigir prescrições completas de conciliação de medicamentos na admissão, na transferência e na alta.
- Estabelecer procedimento que descreva as etapas a serem seguidas quando houver desacordo sobre a segurança de uma prescrição médica.
- Enviar todas as prescrições para a farmácia, mesmo que o medicamento esteja disponível na unidade.

## Rotulagem, embalagem e nome dos medicamentos

É importante que as etiquetas e os rótulos estejam legíveis, com informações claras, em todas as embalagens, sobre o nome dos medicamentos e as doses. Os medicamentos permanecem rotulados até o momento da administração.

**Exemplos de falhas associadas**

- Falhas relacionadas a frascos e ampolas que tenham aparência semelhante.
- Rótulos confusos ou ambíguos.
- Frascos ou seringas sem identificação nas áreas de manipulação.
- Etiquetas mal posicionadas, que ocultam informações essenciais.

**Exemplos de estratégias de segurança**

▶ Considerar os aspectos de aparência semelhante ou rótulos confusos no momento de padronizar os medicamentos.

▶ Para uso interno, dispensar somente medicamentos rotulados no sistema de dose unitária.

▶ Etiquetar todos os medicamentos evidenciando o nome e a dose.

▶ Para as soluções orais, manter a embalagem original até a administração no leito.

▶ Medicamentos com nome ou aparência semelhantes devem ser armazenados e mantidos em áreas separadas, inclusive nos dispensários eletrônicos.

▶ Utilizar rótulos de advertência para alertar as equipes sobre doses não usuais ou precauções especiais.

▶ Certificar-se de que os rótulos da farmácia são fáceis para leitura e entendimento.

▶ Para medicamentos com grafias e sons semelhantes, solicitar aos prescritores que incluam a indicação do medicamento na prescrição médica.

## Dispensação, armazenamento e padronização dos medicamentos

Atenção ao armazenamento de medicamentos na farmácia e dispensados por ela, à preparação de soluções/medicamentos IV, ao uso de concentrações padrão e aos horários padronizados de administração. Os medicamentos devem ser distribuídos para as unidades de forma segura e disponibilizados para administração em um prazo que atenda às necessidades do paciente, com estoque mínimo e restrito nas unidades.

**Exemplos de falhas associadas**

▶ Múltiplas concentrações de soluções IV podem levar ao uso da concentração errada.

▶ Falhas na manipulação de medicamentos pela enfermagem.

▶ Falhas na diluição de medicamentos concentrados e eletrólitos antes da administração.

- Escolha do medicamento errado ou dose errada, devido ao armazenamento inseguro nas farmácias ou unidades de internação.
- Armazenamento de produtos perigosos junto a outros medicamentos, levando a erros.
- Doses não administradas por problemas de distribuição da farmácia ou de solicitação da enfermagem.
- Horários de medicamentos não padronizados, favorecendo falhas na distribuição.
- Acesso inseguro de profissionais de enfermagem para retirar medicamentos quando a farmácia está fechada.

**Exemplos de estratégias de segurança**

- Padronizar concentrações de insulina, morfina, heparina e vasopressores (adultos e pediátricos) para uma única concentração.
- Padronizar soluções IV prontas para uso sempre que possível.
- Limitar a manipulação de drogas pela enfermagem apenas para situações emergenciais.
- Medicamentos devem ser distribuídos pela farmácia de forma pontual, para atender aos regimes de prescrição médica.
- Manter os medicamentos de alta vigilância ou potencialmente perigosos na farmácia ou com acesso restrito nas unidades.
- Distribuir os medicamentos somente na forma de dose unitária.
- Remover os eletrólitos de alta concentração das unidades de internação.
- Retirar os medicamentos descontinuados das unidades.
- Proibir acesso da enfermagem à farmácia nos momentos de não funcionamento.

## Dispositivos para administração dos medicamentos

Dispositivos tais como bombas de infusão, bombas de infusão implantáveis e seringas para administração IV ou oral apresentam potencial para falhas humanas no manejo. É preciso reduzir esses riscos por meio de cuidados minuciosos na aquisição, na manutenção e no uso desses dispositivos.

**Exemplos de falhas associadas**

- Erros na programação das bombas.
- Administração acidental de soluções orais pela via IV.
- Fluxo rápido de soluções quando o tubo é removido da bomba.
- Desconhecimento dos dispositivos de administração, levando ao uso inadequado.
- Trocas das linhas de infusão.
- Falta de bombas de infusão para atendimento das unidades.
- Compras de dispositivos sem avaliação do enfermeiro.

**Exemplos de estratégias de segurança**

- Avaliar os riscos e potenciais erros antes da compra e do uso dos dispositivos.
- Limitar a variedade das bombas de infusão disponíveis, garantindo a habilidade da equipe.
- Treinar as equipes adequadamente para o manejo dos dispositivos e garantir a competência para uso independente.
- Exigir que o enfermeiro programe a bomba de infusão e outro profissional execute a dupla checagem independente para avaliação da solução.
- Definir protocolos de configuração da bomba e checar linhas de infusão e paciente antes da administração para drogas de alta vigilância ou potencialmente perigosas.
- Rotular as extremidades distais para pacientes recebendo medicamentos em múltiplas vias de administração.
- Utilizar dosadores orais para administração de soluções orais.
- Utilizar bombas de infusão que possam interromper a infusão, prevenindo falhas de dose ou velocidade inadequada de infusão.

## Fatores ambientais e de pessoas

Esses fatores envolvem a organização do ambiente de trabalho, a saúde física e mental da equipe, o barulho, o fluxo de pessoas e os turnos de trabalho. Os medicamentos devem ser prescritos, dispensados e administrados em ambientes que ofereçam espaço e iluminação adequados, permitindo que os profissionais se mantenham focados nas suas atividades, com carga horária também adequada.

**Exemplos de falhas associadas**

- ▶ Ambientes com ruídos ou mal organizados, levando a falhas na prescrição, na dispensação e na administração de medicamentos.
- ▶ Interpretação errada de ordens verbais ou telefônicas devido a barulhos.
- ▶ Falhas associadas à falta de luminosidade dos espaços.
- ▶ Interrupções durante o processo, levando a lapsos de atenção.
- ▶ Falhas ocasionadas por fadiga ou excesso de atividades.
- ▶ Sobrecarga mental por trabalho ininterrupto.
- ▶ Contingência inadequada para suprir faltas e férias de funcionários.

**Exemplos de estratégias de segurança**

- ▶ Incentivar os colaboradores a cumprir os intervalos durante o trabalho.
- ▶ Garantir espaço e iluminação adequados nos locais utilizados para os processos de uso de medicamentos.
- ▶ Garantir que as estações de trabalho estejam livres de interrupções e distrações.
- ▶ Substituição de parque tecnológico antigo para opções com tecnologias novas e melhoradas.
- ▶ Garantir melhoria contínua no fluxo de trabalho, com programa de gerenciamento de estresse e assistência aos funcionários.
- ▶ Exames físicos anuais.

## Treinamento e competência dos profissionais

Os profissionais devem receber orientações suficientes para garantir o uso de medicamentos e passar por avaliação anual de competências, conhecimentos e habilidades associadas às práticas seguras de uso de medicamentos. Além disso, devem receber educação contínua sobre prevenção de EMs, riscos associados aos processos de medicação e utilização segura dos medicamentos de alta vigilância ou potencialmente perigosos. Tudo isso pode ser feito por meio de treinamentos, certificações, avaliação de competências, conhecimentos e habilidades e simulação de cenários.

**Exemplos de falhas associadas**

▶ Erros associados a mal-entendidos entre as equipes assistenciais decorrentes da falta de conhecimento entre as disciplinas.
▶ Avaliação e monitoramento inadequados dos pacientes de populações de risco.
▶ Funcionários inexperientes ou recém-admitidos.
▶ Desconhecimento dos aspectos da droga a ser administrada.
▶ Falhas não relatadas com consequente perda do conhecimento de suas causas e possíveis caminhos para prevenção.

**Exemplos de estratégias de segurança**

▶ Organização de treinamentos e orientações de acordo com as necessidades das equipes.
▶ Promover o conhecimento de farmacêuticos e técnicos de farmácia sobre a administração de medicamentos e da enfermagem nos processos da farmácia.
▶ Fornecer educação da equipe para novos medicamentos ou dispositivos médicos.
▶ Exigir divulgação de alertas especiais no momento da dispensação dessas drogas.
▶ Não permitir cobertura de escala em unidades cujo profissional não tem conhecimento do perfil de medicação.
▶ Garantir educação contínua sobre erros de medicação e estratégias de prevenção.
▶ Fornecer aos funcionários apoio e tempo necessários para participação em treinamentos.

## Educação do paciente

Os pacientes devem ser incluídos ativamente no seu cuidado por meio da educação sobre seus medicamentos e maneiras de evitar erros de medicação.

**Exemplos de falhas associadas**

▶ Pacientes ficam desconfortáveis ao lembrar o profissional de checar sua identificação.

▶ Pacientes ficam relutantes em questionar sobre as medicações que estão recebendo.

▶ Pacientes não compreendem as informações transmitidas devido à utilização de jargões médicos ou barreiras de linguagem.

▶ Falhas na compreensão de informações impressas ou instruções de uso dos medicamentos.

▶ Falhas nas informações oferecidas sobre a terapia medicamentosa pós-alta.

▶ Falhas na memorização dos medicamentos contínuos, gerando erros na conciliação medicamentosa.

▶ Ausência de informação dos pacientes sobre erros de medicação e como preveni-los.

**Exemplos de estratégias de segurança**

▶ Ensinar o paciente a participar ativamente dos pontos importantes na administração de medicamentos.

▶ Transmitir informações sobre nomes dos medicamentos, dose, indicações e efeitos adversos importantes.

▶ Consultar um farmacêutico para orientações pós-alta, principalmente quando o paciente fizer uso de polifarmácia.

▶ Sanar todas as dúvidas do paciente sobre a sua terapia medicamentosa.

▶ Fornecer materiais impressos que tenham linguagem adequada para leigos, favorecendo a compreensão.

▶ Ter atenção rigorosa nas instruções quando o paciente utilizar medicamentos de alta vigilância ou potencialmente perigosos prescritos na alta.

▶ Instruir os pacientes sobre contatos pós-alta.

▶ Para esclarecimentos de dúvidas sobre a terapia medicamentosa, incentivar os pacientes a manter um registro escrito dos medicamentos de que faz uso.

## Processos de qualidade e gerenciamento de risco

Nessa etapa, é importante garantir uma abordagem não punitiva baseada em um sistema de redução de EMs e apoiada por toda a organização. Além disso, incentivar as equipes a reportar erros de medicação e envolver a equipe multidisciplinar para análise e implementação de ações para melhorar a performance das equipes. Instalar redundâncias simples e sistemas de duplas checagens independentes ou verificações automatizadas. Todas as estratégias são usadas para detectar e corrigir erros antes que estes atinjam o paciente. Por exemplo, cultura de segurança, liderança visível, boletins de EMs, análises de causa raiz para erros de medicação graves, estratégias e redundâncias de segurança.

**Exemplos de falhas associadas**

- ▶ Falta de apoio da liderança e suporte orçamentário para segurança no uso de medicamentos.
- ▶ Cultura do medo e punitiva, levando ao desencorajamento na notificação de erros.
- ▶ Falta de transparência, impedindo a divulgação de erros para as famílias e entre as equipes.
- ▶ Taxas de erros inadequadas, causando redução de notificações de erros.
- ▶ Estratégias não efetivas de prevenção de erros, focadas em performance individual, e não no sistema.
- ▶ Falta de compreensão da administração de medicamentos como um sistema e das formas de proteger o processo como um todo.
- ▶ Falta de duplas checagens manuais ou automatizadas nas etapas críticas do processo de uso de medicamentos.
- ▶ Falhas em duplas checagens manuais, por não serem feitas de forma independente.
- ▶ Mau uso das duplas checagens no lugar de aperfeiçoamento dos sistemas que evitariam os erros.

**Exemplos de estratégias de segurança**

- ▶ Divulgação clara da segurança no uso de medicamentos, considerando a política/missão/visão da organização.

- Treinamentos de gestores para avaliação de competências e comportamentos dos funcionários, sem permitir que a ausência ou a presença de erros seja um fator gerador de represálias para o profissional.
- Promoção de cultura em que o erro humano é previsto e a responsabilidade pela segurança da medicação é compartilhada entre líderes e profissionais, sem culpa.
- Promover e recompensar o reporte de situações que podem causar erros.
- Divulgação regular de todos os erros encontrados.
- Discutir sobre os erros e a prevenção com equipes multidisciplinares, que atuam na análise de erros e causas, além da implementação de ações de melhoria.
- Convidar pacientes e representantes da comunidade para discutir sobre segurança de medicamentos.
- Recalcular todas as doses de quimioterapia prescritas para pacientes pediátricos.
- Realizar duplas checagens independentes que garantam a verificação de medicamento, dose, concentração, velocidade de infusão e linhas de infusão para medicamentos de alta vigilância ou potencialmente perigosos.
- Usar a tecnologia de identificação de códigos de barras na administração de medicamento.

## Tecnologia na administração de medicamentos

Segundo a OMS, a tecnologia em saúde é um tema de grande relevância especialmente para a saúde pública, por influenciar cada vez mais o processo de diagnóstico e cura de doenças. Porém, qualquer alteração na cultura e no modelo de trabalho causa impactos positivos e negativos para a sociedade e para as equipes de assistência à saúde.

Além do acesso e treinamentos necessários para a incorporação de uma nova tecnologia, sua manutenção precisa ser considerada. Com o avanço tecnológico, é possível identificar diversos recursos configurados para a área de saúde, como dispositivos, medicamentos, tecnologias cirúrgica e diagnóstica e sistemas.

Em relação aos sistemas, a mais recente renovação tecnológica são os prontuários eletrônicos. Isso porque o prontuário do paciente contém todos os registros das ações e planos de cuidados, sendo a principal fonte de informações e dados a serem consultados. De fato, a inovação do prontuário eletrônico revolucionou a área, devido à capacidade de informações armazenadas e à abrangência de utilização por todos os membros da equipe multiprofissional.

Há uma gama de sistemas e empresas de prontuários que atendem a alguns modelos específicos de trabalho, e sua implantação é um projeto que envolve toda a instituição de saúde. Entre os modelos disponíveis, há os que são 100% eletrônicos e outros parcialmente eletrônicos, ou seja, papéis e impressões podem ser necessários no processo de registro.

A adesão dos profissionais a essa tecnologia, no entanto, ainda pode ser a maior barreira de utilização e implantação. Isso porque a equipe médica passa a ter uma ação muito mais direta no sistema e todo o modelo de trabalho da equipe multiprofissional se altera radicalmente, especialmente para os profissionais da enfermagem, que permanecem 24 horas por dia com os pacientes. Sendo assim, torna-se fundamental a utilização adequada dos dados, para que o paciente permaneça em um ambiente seguro, que favoreça a continuidade do cuidado. A ferramenta de trabalho eletrônica é uma aliada no processo assistencial e de segurança do paciente.

Além da continuidade da assistência, a utilização de um sistema eletrônico auxilia na redução dos erros oriundos de procedimentos assistenciais. Um dos erros minimizados com a utilização do prontuário eletrônico, por exemplo, é o erro de medicação, uma vez que o prontuário eletrônico reduz a incidência de eventos adversos por tornar a identificação mais fácil. A tecnologia e a integração de sistemas possibilitam o cadastro de medicamentos nos sistemas e o desenho de fluxos de trabalho que permitem a identificação precoce de alergias, interações medicamentosas, subdoses, superdoses, duplicidade terapêutica, atrasos e pendências na administração.

Em conjunto com essa estrutura tecnológica, o uso dos códigos de barras na administração de medicamentos também foi desenvolvido para aumentar a segurança do paciente, como última barreira tecnológica de segurança antes da administração do medicamento. Com essa tecnologia, é possível integrar o registro da administração do medicamento com a conferência dos "cinco certos" do processo de administração, auxiliando os profissionais na utilização dos medicamentos de maneira correta, conforme protocolos já desenhados.

Atualmente, grande parte dos erros assistenciais tem relação com medicamentos e processos clínicos. Por isso, a leitura de códigos de barras no processo de administração de medicamentos é um grande aliado na redução dos erros de medicação e é fortemente recomendado no ambiente hospitalar. A utilização dessa tecnologia propicia a conferência dos "cinco certos" do processo de administração de medicamentos (relembrando: paciente certo, medicamento certo, dose certa, via de administração certa e horário certo).

Para melhor aproveitamento da tecnologia e da inteligência oferecidas, os códigos de barras podem ser utilizados desde os primeiros passos do processo de administração de medicamentos, ainda dentro da farmácia. Nessa fase, a utilização favorece a dispensação correta, com melhor controle de estoque e rastreabilidade.

Por outro lado, cabe ressaltar que a utilização de leitores de códigos de barras não garante a redução total dos erros de medicação, ou total segurança do sistema. Em se tratando de sistemas, é preciso considerar questões de funcionamento insatisfatório da ferramenta, conexão instável, problemas de leitura dos códigos de barras (atualmente, há diferentes códigos eletrônicos no mercado, muitas vezes havendo necessidade de aquisição de modelos atualizados de leitor), medicamentos sem códigos de barras, procedimentos de emergência, medicamentos não cadastrados no sistema, falta de treinamento, sequência de utilização inadequada, entre outras, que quebram barreiras de segurança na utilização.

As boas práticas na utilização dos códigos de barras também são fundamentais para a sustentabilidade da tecnologia. Quando os passos seguros não são seguidos, riscos assistenciais voltam à tona. Podemos citar como exemplos de falta de confiabilidade a retirada do código de barras da embalagem do medicamento para a checagem, checagem não realizada à beira do leito, ações manuais no sistema e finalizações antes do término do processo. Além disso, o excesso de confiança na tecnologia também é prejudicial. Mesmo com todos os benefícios que a tecnologia proporciona, a ação humana ainda é necessária. Ausência de conferência visual, falta de atenção no processo que está sendo realizado e falta de certificação de horários e doses antes da administração também colocam em risco a segurança do paciente.

Treinamento e boas práticas são fundamentais nesses processos, associando os benefícios da tecnologia com o aumento da segurança do paciente dentro do processo assistencial na administração de medicamentos.

**PONTOS IMPORTANTES DO CAPÍTULO**

Erros de medicação (EMs) funcionam como um termômetro determinante da qualidade dos cuidados de saúde prestados e da segurança do paciente.

O caminho para a redução de EMs e dos danos produzidos por eles é constituir um sistema de avaliação e melhoria contínuas dos processos, aperfeiçoando as técnicas de identificação e análise dos erros.

Também é necessário criar estratégias eficazes para melhorias dos pontos frágeis ou sem barreiras definidas e implantadas.

# Certificação de qualidade hospitalar e indicadores

**11**

Mariza Tobias da Silva
Vanessa de Cássia Brumatti

A busca pela qualidade e excelência no atendimento ao paciente e em seus processos tem sido uma preocupação constante das organizações de saúde. Um paciente satisfeito é aquele que tem confiança no cuidado que está sendo prestado, que é atendido por profissionais devidamente capacitados, em um ambiente seguro e acolhedor.

Ao longo dos anos, têm surgido empresas que exercem a função de conduzir e orientar outras organizações na implantação de programas de qualidade e de melhoria de processos. Tais empresas estabelecem padrões de prática a serem seguidos e visam a garantia da qualidade nos processos e, na área da saúde, também a segurança do paciente. Além disso, realizam auditorias para verificar o cumprimento dos padrões propostos, de acordo com o programa adotado e a conformidade atingida, rendendo selos e certificações de qualidade às organizações auditadas.

As certificações e acreditações contribuem para a proteção do consumidor ao exigir que um produto, um serviço ou um sistema cumpra requisitos exigidos por leis, regulamentos e, na área da saúde, práticas baseadas em evidências científicas.

## A importância da certificação e da acreditação

Utilizamos como referência os estudos de Rodrigues e Tuma (2011) sobre o assunto.

## Certificação

A certificação pode ser definida como um conjunto de atividades desenvolvidas por um organismo independente com o objetivo de atestar publicamente, por escrito, que um produto, processo ou serviço está em conformidade com os requisitos especificados. Esses requisitos podem ser nacionais ou internacionais.

## Acreditação

A acreditação é um processo de certificação voluntária que busca introduzir a cultura da qualidade e segurança nas instituições prestadoras de serviços de assistência à saúde. Esse processo é realizado por uma organização externa e diferente da instituição de saúde (e geralmente não governamental) que avalia para determinar se essa instituição obedece a uma série de requisitos (padrões) criados e, dessa forma, aperfeiçoar a segurança e a qualidade do cuidado.

Os hospitais têm aderido às certificações e acreditações com o objetivo de assegurar aos pacientes, aos profissionais e ao público em geral a qualidade e a segurança indispensáveis aos serviços de saúde.

# Pontos importantes de certificações de qualidade e da acreditação hospitalar

São pontos importantes no processo de acreditação hospitalar e certificações de qualidade (SCHIESARI, 2014):

- **análise crítica do sistema de gestão de qualidade da organização:** utilizada pela direção como estratégia de reflexão dos gestores sobre o sistema da qualidade, utilizando informações e indicadores que orientem a decisão gerencial para pontos prioritários;
- **gestão de riscos:** introdução do conceito de gestão de riscos por meio do monitoramento de não conformidades e de ações corretivas e preventivas;
- **rastreabilidade dos produtos:** a organização deve identificar o produto ao longo de todo o processo produtivo;

160 | FARMÁCIA HOSPITALAR

- **conformidade com padrões:** a acreditação hospitalar propõe padrões inerentes às atividades assistenciais, com foco em como são coordenados os processos de cuidados na organização;
- **prontuário do paciente:** dentro do processo de acreditação, o prontuário do paciente tem papel de destaque e é utilizado para avaliar a qualidade da assistência;
- **segurança e indicadores:** a segurança também tem papel de destaque, bem como os indicadores da qualidade da assistência.

As operadoras de saúde têm também começado a reconhecer o esforço de estabelecimentos acreditados por meio de pagamento diferenciado pelos serviços prestados.

## Histórico da acreditação hospitalar

A história da acreditação hospitalar começou nos Estados Unidos, no século passado, com a formação do Colégio Americano de Cirurgiões. Em meados de 1924, esse colégio estabeleceu o Programa de Padronização Hospitalar (PPH), que definiu um conjunto de padrões apropriados para garantir a qualidade da assistência aos pacientes. O PPH permitiu não apenas o início de uma preocupação com a qualidade dos ambientes hospitalares, mas também um meio de a elite médica norte-americana pleitear o controle do sistema no qual seus membros atuavam, uma vez que foram os próprios médicos que estabeleceram os padrões mínimos utilizados. É nesse momento que se iniciou a construção de uma metodologia de padronização das atividades hospitalares, que passou a se denominar "acreditação" – um guia de orientação voltado para as estruturas dos ambientes nos quais se praticava a medicina.

Em 1950, o PPH já tinha avaliado e aprovado 3.290 hospitais. O programa atraiu a atenção da Associação Médica Canadense, e, em 1951, criou-se a Joint Commission on Accreditation of Hospitals (JCAH), fruto da união entre o Colégio Americano de Cirurgiões, o Colégio Americano de Médicos, a Associação Americana de Hospitais, a Associação Médica Americana e a Associação Médica Canadense (MALIK; SCHIESARI, 1998). Independente e sem fins lucrativos, a JCAH tinha como objetivo oferecer e desenvolver o processo de acreditação voluntária para hospitais e, posteriormente, em diversos ambientes voltados à saúde. No final dos anos 1950, a Associação Médica Canadense rompeu com a JCAH, criando sua própria agência acreditadora. Em 1998, a JCAH incorporou um braço internacional: a Joint Commission International (JCI), subsidiária que passava a realizar auditorias para acreditação em instituições de outros países.

Além da acreditação norte-americana e canadense, a Austrália e a Inglaterra também desenvolveram padrões nos anos 1970. Em alguns países da Europa, como Espanha e França, a introdução de metodologias de acreditação ocorreu nos anos 1980. Em 1985, na Europa, foi fundada a International Society for Quality in Health Care (ISQua), com o objetivo de promover a qualidade e a segurança dos serviços de saúde.

## Acreditação hospitalar no Brasil

Na América Latina, foi só a partir do ano de 1989 que a OMS passou a considerar estratégica a busca de acreditação, firmando em 1990 um acordo com a Organização Pan-Americana da Saúde (OPAS) para elaborar o *Manual de Padrões de Acreditação para América Latina e Caribe*.

No Brasil, até 1999 a discussão sobre acreditação e qualidade ocorria de forma isolada. O manual de acreditação foi elaborado pelo médico brasileiro Humberto Novaes Moraes e pelo argentino José Maria Paganini, então dirigentes da OPAS, que são considerados os precursores do movimento da acreditação em saúde na América do Sul e Central. O documento foi apresentado em 1992 para mais de 120 representantes de 22 países da região, em conferências internacionais e para representantes de instituições públicas e privadas (NOVAES, 2015; ONA, 2019).

Com o apoio da Federação Brasileira de Hospitais (FBH), o manual foi distribuído a hospitais associados, mas a metodologia proposta não avançou nacionalmente. Surgiram, depois, quatro diferentes grupos que tornaram a acreditação objeto de estudo e passaram a adaptar

162 | FARMÁCIA HOSPITALAR

alguns conceitos do manual para suas realidades. Cada equipe atuava de forma regional, estudando o assunto e propondo o aprimoramento das práticas hospitalares (ONA, 2019), conforme detalhado a seguir:

- ▶ **Rio Grande do Sul:** atuavam profissionais ligados à Federação dos Hospitais e Estabelecimentos de Serviços de Saúde do Rio Grande do Sul (Fehosul), ao Sebrae/RS e ao Instituto de Administração Hospitalar e Ciências da Saúde (IAHCS).
- ▶ **Paraná:** a iniciativa coube a um grupo próximo à Secretaria Estadual de Saúde e à Federação dos Hospitais e Estabelecimentos de Serviço de Saúde no Estado do Paraná (Fehospar).
- ▶ **São Paulo:** membros da Associação Paulista de Medicina (APM) e do Conselho Regional de Medicina do Estado de São Paulo (Cremesp).
- ▶ **Rio de Janeiro:** as discussões foram lideradas por profissionais de saúde vinculados ao Consórcio Brasileiro de Acreditação (CBA) e à Universidade Estadual do Rio de Janeiro (Uerj).

Com a evolução das discussões sobre qualidade na área da saúde, em 1995 o Ministério da Saúde criou o Programa de Garantia e Aprimoramento da Qualidade em Saúde, no qual os modelos de acreditação do mundo começaram a ser discutidos. A partir de 1997, o Ministério da Saúde reuniu as equipes e propôs um manual de acreditação único, com o intuito de padronizar as iniciativas regionais em um projeto nacional. O grupo criou, então, um manual de acreditação nacional. Com base no manual original da OPAS, nas metodologias internacionais existentes e na experiência e no trabalho dos quatro grupos regionais, em 1998 foi elaborado o *Manual Brasileiro de Acreditação de Hospitais*. A primeira versão foi aplicada em hospitais de diferentes categorias e em diferentes estados do país. Em 1999, foi criada a Organização Nacional de Acreditação (ONA) e foi apresentado o *Manual de Acreditação de Hospitais do Brasil* – o primeiro, de caráter nacional, editado na América Latina, com o aval de um Ministério da Saúde.

Em 2000, foi concluída a estruturação do Sistema Brasileiro de Acreditação, e, em 2002, a Anvisa reconheceu a ONA como órgão competente e autorizado a operacionalizar o desenvolvimento do processo de acreditação de organizações e serviços de saúde no Brasil.

# Modelos de acreditação e certificação em qualidade aplicados no Brasil

> Para se aprofundar neste estudo, recomendamos a leitura de Rodrigues e Tuma (2011) e de Schiesari (2014).

## Certificação ISO 9000 – norma ISO 9001

A International Organization for Standardization (ISO), é atualmente o mais importante instituto de padronização, presente em mais de 185 países. No Brasil, a ISO é representada pela ABNT.

A norma ISO 9001 é utilizada para certificação de um sistema de gestão da qualidade. É a base para a implementação de programas específicos, necessários para serviços e processos com alto risco de segurança. Trata da garantia da qualidade em todos os processos da empresa.

A norma ISO é fundamental para estruturar o sistema de gestão da qualidade nas empresas, tornando-as mais eficientes e competitivas, sendo um padrão de gestão de qualidade globalmente utilizado para melhorar o atendimento ao cliente. Por isso, a busca pela certificação ISO é almejada por estabelecimentos dos mais variados setores. Na área da saúde, por exemplo, a certificação atesta que o hospital otimiza processos internos focando os resultados na satisfação dos seus pacientes, indicando também credibilidade e excelência nos procedimentos adotados pela instituição.

## Norma ISO 14001

A norma ISO 14001 estabelece as diretrizes e as especificações para a área de gestão ambiental nas organizações. É utilizada para certificação de um sistema de gestão ambiental, que é uma estrutura desenvolvida para que uma organização possa controlar de forma consistente seus impactos sobre o meio ambiente e melhorar continuamente suas operações e seus negócios.

## OHSAS 18001

OHSAS 18001 é o acrônimo para Occupational Health and Safety Management Certification, que em português significa Programa de Certificação para a Saúde e Segurança Ocupacional.

A OHSAS 18001 faz parte da OHSAS 18000 e é uma norma internacional que oferece estrutura para identificar, controlar e diminuir riscos associados à saúde e à segurança no local de trabalho. Entre os benefícios da implementação de um sistema de gestão de saúde e segurança ocupacional estão:

▶ melhor gerenciamento dos riscos de saúde e segurança;
▶ criação de uma cultura corporativa;
▶ equipe mais ciente de suas funções e responsabilidades individuais (com isso, diminuindo a probabilidade de riscos potenciais, como acidentes de trabalho e riscos de doença);
▶ melhoria no atendimento aos pacientes;
▶ aumento da produtividade.

## Acreditação pela Organização Nacional de Acreditação (ONA)

Dentro do Sistema Brasileiro de Acreditação, o processo de avaliação para certificação é de responsabilidade das instituições acreditadoras credenciadas pela ONA. A auditoria é realizada pela equipe de avaliadores das instituições acreditadoras credenciadas, utilizando como referência as Normas do Sistema Brasileiro de Acreditação e o *Manual Brasileiro de Acreditação – ONA* específico.

A avaliação é realizada por meio de padrões organizados em manuais específicos, com três níveis de certificação (ONA, 2019).

▶ **ONA 1 – Acreditado:** para instituições que atendem aos critérios de segurança do paciente em todas as áreas de atividade, incluindo aspectos estruturais e assistenciais. Tem validade de 2 anos, com visita de manutenção a cada 8 meses.
▶ **ONA 2 – Acreditado pleno:** para instituições que atendem aos critérios de segurança e apresentam gestão integrada, com processos que ocorrem de maneira fluida e com plena comunicação entre as

atividades. Tem validade de 2 anos, com visita de manutenção a cada 8 meses.

▶ **ONA 3 – Acreditado com excelência:** o princípio deste nível é a excelência em gestão. Uma organização ou programa de saúde acreditado com excelência atende aos níveis 1 e 2, além dos requisitos específicos de nível 3. A instituição já demonstra uma cultura organizacional de melhoria contínua e uma maturidade institucional. Tem validade de 3 anos, com visita anual de manutenção.

## Joint Commission International (JCI)

A Joint Commission International iniciou suas atividades no Brasil em 2009. A avaliação do hospital pela JCI é feita por meio de padrões que se concentram nas áreas de maior impacto sobre a assistência ao paciente e se organiza em um manual específico. A validade da certificação é de 3 anos.

Os critérios do processo de acreditação hospitalar pela JCI envolvem o atendimento sob os seguintes requisitos (JCI BRASIL, 2021):

▶ Metas de segurança do paciente:
  ▪ Meta 1 – Identificar os pacientes corretamente.
  ▪ Meta 2 – Melhorar a comunicação efetiva.
  ▪ Meta 3 – Melhorar a segurança dos medicamentos de alta vigilância.
  ▪ Meta 4 – Assegurar a realização de cirurgias com local de intervenção correto, procedimento correto e paciente correto.
  ▪ Meta 5 – Reduzir o risco de infecções associadas aos cuidados de saúde.
  ▪ Meta 6 – Reduzir o risco de lesões ao paciente, decorrentes de quedas.

▶ Aspectos da infraestrutura da organização.
▶ Aspectos do ambiente assistencial.
▶ Direitos e deveres dos pacientes e familiares.
▶ Tratamento e prontuário do paciente.
▶ Manutenção de equipamentos.
▶ Treinamento dos profissionais.

- Gerenciamento de catástrofes.
- Controle de infecção hospitalar.
- Melhoria contínua da qualidade.

## Accreditation Canada International (ACI)

A Accreditation Canada International (ACI) iniciou suas atividades no Brasil em 2007 e é o braço internacional da Accreditation Canada. Trata-se de uma organização sem fins lucrativos dedicada a trabalhar com pacientes e com o público em geral, a fim de melhorar a qualidade dos serviços sociais e de saúde para todos.

A avaliação pela ACI é feita por meio de padrões organizados no manual de Metodologia Internacional de Excelência QMentum, tendo os seguintes níveis de acreditação: Gold, Platinum e Diamond. A validade da certificação é de 3 anos.

A ACI avalia os processos de qualidade dentro das instituições que já conquistaram o nível de excelência pela ONA. A avaliação envolve a verificação de atividades e serviços em relação a padrões preestabelecidos, utilizando como guia princípios de excelência alinhados à segurança do paciente, com base na criação de protocolos e fluxos de atendimento assistencial.

A ACI tem parceria com o Instituto Qualisa de Gestão (IQG) para certificações de organizações de saúde no Brasil. O Programa de Acreditação Hospitalar da ACI, conhecido como QMentum International™, é composto de mais de 30 padrões específicos de serviços e é aplicável a uma ampla variedade de provedores de serviços de saúde, desde hospitais especializados até ambulatórios. O programa avalia instalações médicas para atendimento clínico, administração e infraestrutura. Um estabelecimento que tem a acreditação hospitalar ACI demonstra:

- maior satisfação do paciente;
- melhora nas taxas de triagem e imunização;
- melhora na segurança do paciente;
- redução de custos;
- melhora na prevenção de doenças crônicas.

# National Integrated Accreditation for Healthcare Organizations (NIAHO) ou Acreditação Nacional Integrada para Organizações de Saúde

Com início das atividades no Brasil em 2008, um dos objetivos da NIAHO é contribuir para fortalecer as medidas de segurança do paciente, da equipe e de outros usuários. A NIAHO tem reconhecimento internacional e permite o intercâmbio na área da saúde, com ênfase em segurança predial, tendo como objetivo maior a segurança do paciente.

A NIAHO é aplicável e recomendada para instituições hospitalares que tenham um sistema de qualidade já consolidado, sendo a primeira a oferecer um programa de acreditação hospitalar que utiliza como premissa básica a conformidade com a norma ISO 9001. Nesse sentido, é uma certificação diferencial para hospitais já maduros em sua gestão assistencial, pois somente aqueles que conquistaram ONA acreditado com excelência (nível 3) podem receber a NIAHO.

Portanto, é pré-requisito que a instituição tenha certificação ISO 9000 e ONA nível 3. A validade da certificação é de 3 anos.

## Benefícios dos programas de acreditação e certificação

Segundo Schiesari (2014), os principais benefícios de um programa de acreditação hospitalar e certificação de qualidade são:

▶ aprimoramento da gestão, ao estabelecer um sistema de gerenciamento da qualidade e um modelo de gestão estratégica para a organização;

▶ contribuição para maior compreensão entre as áreas e a necessidade de integração para que a qualidade e a segurança conduzam e orientem a prática profissional;

▶ melhor definição da missão institucional e do perfil assistencial da organização;

▶ otimização, melhoria e racionalização de processos internos e recursos na organização, com maior controle, padronização e aperfeiçoamento;

- maior controle dos documentos institucionais, com produção fundamentada e atualizada e maior acesso às informações;
- monitoramento efetivo das principais atividades clínicas e gerenciais, por meio de indicadores de desempenho;
- mudança de cultura, disseminando e fortalecendo o conceito de qualidade e responsabilidade ambiental entre os colaboradores;
- comprovação de responsabilidade social da organização e melhoria do desempenho ambiental e da imagem da empresa perante os órgãos ambientais, os clientes e a sociedade;
- cumprimento da legislação, evitando multas e outras sanções ou ações judiciais motivadas por questões trabalhistas e ambientais;
- treinamento do pessoal, a partir da implementação e valorização das atividades de capacitação e treinamento dos colaboradores; treinamentos focados em segurança, como simulados de incêndios, catástrofes e acidentes com produtos tóxicos e corrosivos; redução de riscos de acidentes e incidentes nas atividades.

Além desses benefícios, ao conquistar uma certificação internacional, as organizações hospitalares buscam maior reconhecimento externo, considerando que muitos usuários pesquisam mais informações que os auxiliem na escolha de um hospital. Um hospital acreditado e/ou certificado, portanto, se torna um diferencial.

## Cenário da acreditação no Brasil

Apesar dos esforços e iniciativas, a realidade da saúde no Brasil ainda demonstra disparidades: algumas regiões do país têm hospitais focados na excelência em saúde, com práticas fortemente voltadas para a segurança do paciente, mas em outras regiões esses serviços são pouco considerados. Nos últimos anos, não tivemos grandes avanços no número de hospitais acreditados.

**Quadro 11.1 – Hospitais acreditados pelas principais organizações acreditadoras no Brasil (2020)**

| Organização acreditadora | Nº de hospitais acreditados |
|---|---|
| ONA | 322 |
| JCI | 39 |
| ACI/IQG | 135 |
| NIAHO | 4 |
| **TOTAL** | **500** |

Fonte: adaptado de CBA ([s. d.]), DNV ([s. d.]), ONA ([s. d.]) e QGA ([s. d.]).

Em consulta ao Cadastro Nacional de Estabelecimentos de Saúde (BRASIL, 2022), o Brasil possuía um total aproximado de 6.300 hospitais no final de 2020, portanto 500 hospitais acreditados representam pouco menos de 8%.

Existe um esforço para assegurar a implementação e o monitoramento de políticas, leis e recomendações que propiciem o uso seguro de todos os insumos e tecnologias utilizados na prestação da assistência a pacientes nas instituições de saúde. Essa preocupação envolve toda a cadeia de uso desses insumos, desde a produção até o uso nos pacientes, com a participação ativa do Ministério da Saúde, da Anvisa, da Sociedade Brasileira de Farmácia Hospitalar e dos Conselhos de Farmácia.

Para diminuir as disparidades entre as instituições de saúde, em 1º de abril de 2013, por meio da Portaria nº 529/2013 (BRASIL, 2013a), o Ministério da Saúde criou o Programa Nacional de Segurança do Paciente para monitoramento e prevenção de danos na assistência à saúde. Em abril de 2016, a Agência Nacional de Saúde Suplementar (ANS) divulgou uma relação de 1.354 instituições com Núcleos de Segurança do Paciente instalados.

A Portaria nº 1.377/2013 (BRASIL, 2013b) e a Portaria nº 2.095/2013 (BRASIL, 2013c) estabeleceram os protocolos apresentados a seguir:

1. Protocolo de cirurgia segura.
2. Protocolo de prática de higiene das mãos.
3. Protocolo de úlcera por pressão.
4. Protocolo de prevenção de quedas.
5. Protocolo de identificação do paciente.
6. Protocolo de segurança na prescrição e de uso e administração de medicamentos.

Mais recentemente, tramita na Câmara dos Deputados o Projeto de Lei nº 4.756/2020, que determina que todos os hospitais do país, públicos e privados, devam implantar um núcleo de segurança do paciente, composto por representantes de diversas áreas de saúde do hospital, que vai implantar as diretrizes do PNSP. Apesar de já estar prevista na Portaria nº 529/2013 do Ministério da Saúde, a instalação dos Núcleos de Segurança do Paciente recebe um estímulo com a previsão em lei, que pode dar mais efetividade às ações e aos compromissos assumidos pelo Brasil com relação à segurança do paciente.

## Indicadores

As organizações de acreditação e de certificação de qualidade destacam que a melhoria de qualidade e segurança do paciente deve ser orientada por dados (CQH, 2007; TAKASHINA; FLORES, 2005).

Esse é um fator crítico de sucesso que permite a gestão adequada das informações e do conhecimento, que, então, possibilitará a medição e o monitoramento dos objetivos que se busca alcançar (FERRACINI; BORGES FILHO, 2011). Assim sendo, a avaliação, o monitoramento e a análise crítica dos processos devem ser medidos por indicadores.

Por definição, "os indicadores são usados para acompanhar e melhorar os resultados ao longo do tempo" (FPNQ, 2005).

Os indicadores mostram a relação matemática que mede, numericamente, processos e resultados, comparando com metas numéricas já estabelecidas. Um indicador pode ser medido por taxa ou por índice.

### Taxa

A taxa é a razão entre duas grandezas iguais. Para isso, utiliza-se uma contagem parcial, comparando com a contagem total. Por exemplo:

$$\frac{\text{Número de itens descartados na farmácia satélite}}{\text{Número total de itens descartados na instituição}} \times 100$$

É recomendado apresentar o resultado em porcentagem (%).

# Índice

O índice é a razão entre duas grandezas diferentes. Por exemplo:

> Itens cadastrados de emergência para cirurgias
> 1.000 pacientes cirúrgicos/mês

Há muitos indicadores que podem e devem ser desenvolvidos nas instituições hospitalares para acompanhamento da produtividade, qualidade e segurança ao paciente. Alguns exemplos são:

- número de itens cadastrados na padronização de insumos da instituição;
- número de itens excluídos da padronização de insumos da instituição;
- prescrição de itens não padronizados por médico cadastrado;
- número de itens dispensados por paciente;
- giro de estoque;
- itens descartados por validade expirada;
- número de itens não atendidos pela farmácia devido à falta no estoque;
- número de transcrições de prescrições médicas realizadas;
- número de erros de medicação (tipo de erro, local do erro, entre outros);
- número de dispensações de medicamentos da Portaria nº 344/1998;
- itens de carro de emergência dispensados por setor/unidade;
- itens de carro de emergência descartados por validade;
- participação de funcionários em atividades de treinamento institucional;
- número de prescrições médicas avaliadas por farmacêuticos antes da dispensação de medicamentos;
- número de reações adversas de medicamentos (tipo, local, qual medicamento, entre outros);
- número de protocolos institucionais desenvolvidos;
- número de medicamentos manipulados em área limpa;
- número de alertas de recolhimento de insumos.

Os indicadores são ferramentas utilizadas nas instituições para melhorar a eficiência e a qualidade tanto no atendimento como na segurança do paciente.

## Padronização de processos e a importância dos procedimentos operacionais

Um sistema de instruções escritas que definam como cada atividade deve ser realizada é um dos elementos essenciais para o êxito de um programa de qualidade. De modo geral, o uso de modelos de acreditação e certificação em qualidade esclarece sobre os padrões esperados em processos prioritários e/ou críticos. Com isso, busca-se reduzir a variação de alguns processos e das práticas clínicas e administrativas relacionadas. Normas, regulamentos, orientações, procedimentos e documentos técnicos são produzidos com o objetivo de homogeneizar as ações passíveis de padronização (SCHIESARI, 2014).

Os procedimentos operacionais são descrições detalhadas e sequenciais das atividades que tornam possível a execução de serviços, de acordo com normas e padrões estabelecidos. O principal objetivo dos procedimentos operacionais é padronizar a realização de um processo de forma a minimizar erros, desvios e variações, ficando muito mais fácil garantir a qualidade do processo, seja ele qual for. São importantes para:

- **padronização:** uma vez padronizadas, as atividades podem ser cumpridas com eficiência, mesmo quando executadas por pessoas diferentes;
- **treinamento:** procedimento que auxilia na atualização do conhecimento dos funcionários antigos e no engajamento de novos funcionários;
- **controle:** permite monitoramento e registro adequados;
- **garantia de qualidade dos serviços:**
  - é uma das principais ferramentas de controle e gestão dos processos;
  - assegura aos usuários um serviço ou produto livre de variações ("não conformidades") que poderiam interferir na sua qualidade final.
- **comunicação:**
  - procedimento que melhora a qualidade da troca de informações entre as pessoas;
  - comunicação eficiente no caso de alterações de processos e registros documentados quando a alteração entra em vigor.

▶ **confiabilidade dos processos:** esse procedimento fornece confiabilidade aos processos, evitando que se criem atalhos na execução das atividades.

## Elementos de um procedimento operacional

Para cumprir o seu papel, o procedimento operacional deve conter informações básicas, apresentadas a seguir:

▶ O que fazer? (Título.)
▶ Quem deve fazer? (Responsável.)
▶ Quando deve fazer? (Frequência.)
▶ Por que fazer? (Objetivo.)
▶ Onde fazer? (Local.)
▶ Como fazer? (Tarefas detalhadas.)

O procedimento operacional padrão (POP) é o documento que expressa o planejamento do trabalho repetitivo que deve ser executado para alcançar a meta padrão de um objetivo. Deve conter as instruções sequenciais das operações e a frequência de execução, especificando:

▶ o(s) responsável(is) pela execução do procedimento;
▶ as condições mínimas ambientais e técnicas para a correta realização do procedimento;
▶ a descrição dos procedimentos da tarefa por atividades críticas de operação;
▶ os pontos críticos/riscos envolvidos;
▶ a frequência de treinamento;
▶ o registro que informe em quais meios o procedimento será armazenado (eletrônico ou em papel).

Os procedimentos devem ser aprovados, assinados, datados e revisados anualmente ou conforme definido.

**PONTOS IMPORTANTES DO CAPÍTULO**

A acreditação é um processo de certificação voluntária que busca introduzir a cultura da qualidade e segurança nas instituições de serviços de assistência à saúde. Esse processo é realizado por uma organização externa e diferente da instituição de saúde.

São pontos importantes no processo de acreditação hospitalar: análise crítica do sistema de gestão de qualidade da organização; gestão de riscos; rastreabilidade dos produtos; conformidade com padrões; prontuário do paciente; segurança e indicadores.

O procedimento operacional padrão (POP) é o documento que expressa o planejamento do trabalho repetitivo que deve ser executado para alcançar a meta padrão de um objetivo.

# Farmacovigilância e tecnovigilância

12

Silvana Maria de Almeida
Wladmir Mendes Borges Filho

Após a Segunda Guerra Mundial, a explosão farmacológica possibilitou grandes avanços no tratamento de inúmeras enfermidades. Por outro lado, também foi acompanhada por acidentes como o causado pela talidomida, em 1961, que causou deformação congênita (focomelia) no nascimento de centenas de crianças devido ao uso do medicamento pela mãe (FIGUEIRAS; NAPCHAN; MENDES, 2002; NOUR; PLOURDE, 2019).

Desde então, houve um amplo desenvolvimento em relação à segurança dos medicamentos e aos métodos de avaliação dos riscos e benefícios ligados à sua utilização. Antes da efetiva comercialização, os medicamentos são submetidos a uma série de ensaios clínicos para identificar suas características farmacológicas e seus possíveis efeitos indesejáveis. Muitas vezes, os ensaios clínicos realizados não são capazes de detectar reações adversas de ocorrência rara na fase de testes, reações associadas ao uso prolongado e o efeito para uma população específica. Isso acontece porque os ensaios clínicos são aplicados em um grupo pequeno de voluntários, que não necessariamente representam de maneira adequada a população como um todo (FIGUEIRAS; NAPCHAN; MENDES, 2002; OMS, 2005).

Em 1968, devido à necessidade de ações que disseminassem informações confiáveis e mantivessem um método efetivo para detectar reações adversas não reveladas nos ensaios clínicos, a Organização Mundial da Saúde criou um projeto-piloto para monitorização de medicamentos. Hoje, esse projeto representa o Programa Internacional de Monitorização de Medicamentos (The WHO International Drug Monitoring Program), que conta com mais de 190 países-membro, incluindo o Brasil, e tem o objetivo de aumentar a segurança ao paciente em relação ao uso de medicamentos e apoiar programas de saúde pública (NOUR; PLOURDE, 2019; WHO, 2002).

## Definições e conceitos

O Conselho Regional de Farmácia do Estado de São Paulo (CRF-SP, 2015) define farmacovigilância como

> [...] a ciência e atividades relativas à identificação, avaliação, compreensão e prevenção de efeitos adversos ou outros problemas relacionados a medicamentos, sendo o farmacêutico figura essencial nesse processo, visto ser o profissional do medicamento, detentor do conhecimento técnico e de habilidades fundamentais na identificação de possíveis reações adversas a medicamentos, suspeitas de interações medicamentosas, eventos adversos por desvio de qualidade de medicamentos, detecção de possíveis inefetividade terapêutica, entre outras situações passíveis de notificação. (CRF-SP, 2015)

Uma ampla visão de farmacovigilância deve alcançar a colaboração dos diferentes profissionais envolvidos na cadeia terapêutica – processo que abrange o desenvolvimento do fármaco, passando por suas etapas de registro, comercialização, prescrição, dispensação e utilização. Como resultado, a caracterização do perfil de segurança de um novo medicamento depende muito da observação cuidadosa dos médicos e profissionais da saúde. O hospital é o local onde a cooperação entre os diferentes profissionais da saúde pode ocorrer com maior facilidade, em razão do trabalho multidisciplinar (OMS, 2005; WHO, 2002). Portanto, na busca de maior segurança da terapia medicamentosa, a identificação dos eventos citados a seguir deve ser objetivo de todos os envolvidos na assistência ao paciente:

▶ **Reação adversa:** resposta nociva e não intencional ao uso de medicamentos, que ocorre em doses normalmente utilizadas em seres humanos para a profilaxia, o diagnóstico, o tratamento de doenças ou a modificação de função fisiológica.

▶ **Evento adverso:** qualquer ocorrência médica desfavorável ao paciente ou sujeito da investigação clínica que não tem necessariamente relação casual com o tratamento.

- **Efeito colateral:** efeito indesejável devido à ação farmacológica principal do medicamento.
- **Alergia ou hipersensibilidade:** a reação alérgica não depende da dose administrada, mas, sim, da sensibilização prévia do indivíduo por exposição anterior ao medicamento; está relacionada às defesas imunológicas.
- **Interação medicamentosa:** alteração do efeito de um medicamento quando dois ou mais medicamentos são administrados simultaneamente.
- **Erro de medicação:** todo evento evitável que pode causar dano ao paciente pelo uso inapropriado de medicamentos, enquanto estes estão sob controle do profissional de saúde ou do próprio paciente.
- **Desvio de qualidade ou desvio técnico:** é o afastamento dos parâmetros de qualidade estabelecidos para um produto ou processo.

## Objetivos da farmacovigilância

O principal objetivo da farmacovigilância é promover o uso seguro e eficaz de produtos para a saúde, fornecendo informações úteis sobre a segurança dos medicamentos aos pacientes e profissionais de saúde.

A farmacovigilância é, portanto, uma atividade que contribui para a proteção dos pacientes e a manutenção da saúde pública. Tem como principal ferramenta a notificação espontânea, por parte dos profissionais de saúde, de toda suspeita de reação adversa causada por medicamentos ou outros eventos (como desvios de qualidade, perda de eficácia, abuso, intoxicação, uso indevido e erro de medicação).

Seus objetivos específicos são:
- melhorar o cuidado com o paciente e a segurança em relação ao uso de medicamentos e a todas as intervenções médicas e paramédicas;
- melhorar a saúde pública e a segurança em relação ao uso de medicamentos;
- contribuir para a avaliação de benefícios, danos, efetividade e riscos dos medicamentos, incentivando sua utilização de forma segura, racional e mais efetiva (inclui-se o uso custo-efetivo);
- promover a compreensão, a educação e a capacitação clínica em farmacovigilância e sua comunicação objetiva ao público.

# Medicamento no mercado

Quando um medicamento recebe autorização para ser lançado no mercado, apesar de todos os estudos de pré-comercialização, ainda não se domina o conhecimento sobre todos os seus efeitos no organismo.

Durante o desenvolvimento de uma nova molécula, são realizados estudos pré-clínicos sobre efeitos e toxicidades. Tais estudos são feitos em animais de experimentação. Após os estudos pré-clínicos, são desenvolvidos os primeiros ensaios clínicos em humanos, os chamados "estudos de fase", que seguem a classificação explicada a seguir:

▶ **Fase I:** busca verificar a tolerabilidade do fármaco com dados farmacocinéticos e farmacodinâmicos em seres humanos; a população de escolha são voluntários sadios.

▶ **Fase II:** busca avaliar a dose-resposta do novo medicamento; as populações de escolha são pacientes sadios.

▶ **Fase III:** busca estabelecer a eficácia do novo medicamento em relação ao placebo ou às alternativas disponíveis; a população de escolha é o paciente. Esta é a última etapa antes da comercialização, e é extremamente importante para identificar e quantificar os efeitos indesejados mais frequentes. Entretanto, quando comparado à prática clínica habitual, o estudo da fase III tem algumas características, como número restrito de pacientes, duração do tratamento (geralmente de dias ou semanas), população específica, dose fixa e condições patológicas, gerando limitações do conhecimento das interações potenciais e dos efeitos adversos de uso crônico.

Mesmo com todos os ensaios a que os medicamentos são submetidos antes de sua comercialização, é difícil detectar reações adversas de ocorrência rara, bem como aquelas associadas ao uso prolongado do medicamento, considerando o efeito sobre uma população específica, peso, raça e patologias, que são detectadas apenas quando o produto é lançado comercialmente e atinge um número muito maior de pacientes (WHO, 2002).

Além disso, há várias diferenças entre a pesquisa clínica e a prática clínica, fazendo com que haja realmente a necessidade de acompanhamento pós-comercialização.

**Quadro 12.1 – Diferenças entre a pesquisa clínica e a prática clínica**

|  | Pesquisa clínica | Prática clínica |
|---|---|---|
| **Número de pacientes** | Milhares | Milhões |
| **Duração do tratamento** | Horas/semanas | Anos |
| **Tipo de pacientes** | Selecionados | Toda a população |
| **Interação medicamentosa** | Não | Sim |
| **Doses** | Fixas | Variáveis |

Fonte: adaptado de Knobel (2016).

## Classificação das reações adversas

Conforme determinações da Anvisa, as reações adversas podem ser classificadas de acordo com a sua gravidade:

▶ **Leve:** não é necessária a administração de um antagonista; não requer terapia nem hospitalização.

▶ **Moderada:** requer a mudança da droga utilizada na terapia, tratamento específico ou aumento no tempo de internação pelo menos em um dia.

▶ **Grave:** alto potencial de risco à vida, causando danos permanentes ou requerendo tratamento médico intensivo.

▶ **Letal:** contribui direta ou indiretamente para a morte do paciente.

## Mecanismos de ocorrência da reação adversa

A reação adversa ao medicamento é o resultado da interação entre o medicamento administrado e algumas características do paciente, determinando o padrão individual de resposta aos medicamentos. Algumas reações estão determinadas principalmente pelo medicamento (características físico-químicas e farmacocinéticas, forma farmacêutica e dose) e, em outros casos, pela interação do paciente com o medicamento.

Os mecanismos intrínsecos aos medicamentos estão relacionados à dose, por meio de alteração do metabolismo, excreção e interações, efeitos colaterais e efeitos secundários.

Os mecanismos dependentes do medicamento e das características do paciente são representados pelas reações de hipersensibilidade, idiossincrasia e de tolerância e dependência.

Nem todos os pacientes apresentam a mesma pré-disposição para reações adversas a medicamentos (RAMs), que muitas vezes são imprevisíveis, porém existem alguns fatores de risco que contribuem para que a reação ocorra, como idade, sexo e uso simultâneo de vários medicamentos.

As reações são mais frequentes em idosos, fase em que os processos patológicos são mais graves e a farmacocinética de absorção, distribuição, metabolismo e excreção está alterada. Já em recém-nascidos, alguns sistemas enzimáticos ainda são imaturos e, por isso, há maior permeabilidade da barreira hematoencefálica, além de alteração na excreção do fármaco pela imaturidade renal.

O fator sexo também representa risco para o desenvolvimento de reações adversas, e a probabilidade é maior para o sexo feminino, além da existência de outras patologias prévias que podem alterar a resposta aos medicamentos (RADEMAKER, 2001; WATSON *et al.*, 2019).

Outro fator importante é a polifarmácia, ou seja, o uso simultâneo de vários medicamentos, aumentando significativamente o risco de RAMs. Neste caso, é viável a atuação precoce do técnico de farmácia, que deve identificar e alertar ao farmacêutico antes do atendimento de uma prescrição médica, no caso de múltiplos medicamentos.

## Classificação da notificação

### Notificação voluntária ou espontânea

A notificação voluntária ou espontânea surgiu devido à grande necessidade de notificações amplas que permitissem análises rápidas das reações adversas produzidas por fármacos (FIGUEIRAS; NAPCHAN; MENDES, 2002; OMS, 2005).

Trata-se de um sistema no qual profissionais da saúde têm o livre-arbítrio para comunicar a ocorrência de uma reação adversa. Para que a notificação seja válida, devem ser fornecidas todas as informações a seguir:

- ▶ se foram administrados outros medicamentos;
- ▶ se existe outra explicação possível para a reação adversa;
- ▶ se o paciente tomou anteriormente o mesmo medicamento ou outro a ele relacionado, do ponto de vista químico ou farmacológico;
- ▶ se foram omitidos aspectos como dose, indicação e histórico familiar.

A partir da suspeita de uma reação adversa, os profissionais da saúde – técnicos, farmacêuticos, médicos, enfermeiros, entre outros – devem fazer um levantamento, verificando:

- ▶ todos os medicamentos registrados no prontuário do paciente, vias de administração, horários e frequência;
- ▶ todos os dados do paciente, como peso, idade, altura, etnia e patologias;
- ▶ o horário do evento e as condutas que foram tomadas;
- ▶ quando necessário, outros dados com a ajuda de familiares;
- ▶ exames laboratoriais, como a dosagem sérica de medicamento, hemoculturas, etc.

Pesquisas bibliográficas também são imprescindíveis, a fim de verificar relatos prévios da reação apresentada pelo paciente com o uso do medicamento. Pesquisas por informações do fabricante (bula) e em bancos de dados são igualmente válidas. Após todas as pesquisas, deve-se elaborar um laudo para documentar o ocorrido e, concomitantemente, fazer a notificação da suspeita à Anvisa.

## Busca ativa

A busca ativa é realizada para identificar os eventos adversos por meio de um processo contínuo e organizado. Estudos podem também ser desenhados para identificar e acompanhar reações adversas e dar seguimento às categorias de pacientes mais suscetíveis a desenvolvê-las. Essa busca atua como a monitorização de um paciente tratado com um medicamento em particular, por meio de um programa de gerenciamento de risco.

No ambiente hospitalar, é possível monitorar os eventos relacionados com a prescrição médica, observando as prescrições de determinados fármacos com uma investigação retrospectiva ou acompanhamento prospectivo em prontuários, utilizando gatilhos (*triggers*) para essa busca. Qualquer evento adverso relacionado com o medicamento deve ser notificado, e os pacientes podem ser identificados por meio de dados da prescrição eletrônica ou banco de dados.

A utilização de gatilhos tem mostrado eficiência nas detecções das RAMs. A partir delas, há a verificação em prontuário, e, em entrevistas com a equipe multidisciplinar, são confirmadas as possíveis reações. No quadro 12.2, são apresentados exemplos de gatilhos, como utilização de antídotos, variação em exames laboratoriais e transferência do paciente para unidade de cuidados intensivos.

**Quadro 12.2 – Relação de gatilhos a serem acompanhados pela farmacovigilância**

| Lista de gatilhos (*trigger tool*) | O que eles identificam |
| --- | --- |
| Difenidramina | Reação adversa de hipersensibilidade |
| Fitomenadiona – vitamina K | Anticoagulação aumentada por uso de varfarina |
| Flumazenil | Sedação aumentada com uso de benzodiazepínicos |
| Droperidol | Náusea, vômito causado por medicamentos |
| Naloxona | Sedação aumentada por uso de analgésicos narcóticos |
| Antidiarreicos | Reação adversa por uso de medicamentos |
| Poliestireno sulfato de sódio | Hipercalemia relacionada à insuficiência renal |
| Tempo de protrombina > 100 segundos | Anticoagulação causada pelo medicamento varfarina |
| INR* > 6 | Anticoagulação causada pelo medicamento varfarina |
| Quantidade de glóbulos brancos < 3.000 × $10^6$ μ | Neutropenia relacionada a uso de medicamentos |
| Glicemia < 50 mg/dL | Hipoglicemia relacionada a uso inadequado de insulina |
| Aumento na creatinina sérica | Insuficiência renal relacionada ao uso de medicamentos |
| Infecção por *Clostridium difficile* | Uso prolongado de antimicrobianos |

(*cont.*)

| Lista de gatilhos (*trigger tool*) | O que eles identificam |
|---|---|
| Nível sérico e digoxina > 2 ng/mL | Intoxicação por digoxina |
| Nível sérico de lidocaína > 5 ng/mL | Intoxicação por lidocaína |
| Nível sérico de tobramicina ou gentamicina > 10 µ/mL | Intoxicação por esses medicamentos |
| Nível sérico de vancomicina > 26 µ/mL | Intoxicação pela vancomicina |
| Nível sérico de teofilina > 20 µ/mL | Intoxicação pela teofilina |
| Sedação exacerbada, letargia e queda | Uso exacerbado de medicamentos |
| Rash cutâneo | Reação a medicamentos |
| Interrupção abrupta a algum medicamento | Reação a medicamentos |
| Transferência do paciente para unidade de cuidados intensivos | Evento adverso |

\* *International normalized ratio* (INR): relação entre o tempo de protrombina do doente e um valor padrão do tempo de protrombina.

Fonte: adaptado de Rozich, Haraden e Resar (2003).

# Desvios técnicos de materiais e medicamentos

O desvio de qualidade dos medicamentos é o afastamento dos parâmetros de qualidade estabelecidos para um produto ou processo, regulamentado pela Anvisa na RDC nº 17/2010 (BRASIL, 2010b). Classificam-se como queixas técnicas as suspeitas de irregularidade sanitária, seja por um afastamento dos parâmetros de qualidade de um produto, exigidos no processo de registro da Anvisa, ou por outras práticas ilegais, tais como empresas clandestinas, produtos falsificados ou sem registro e venda de medicamentos a empresas sem autorização de funcionamento.

Os desvios referem-se a alterações organolépticas (mudança de coloração, odor, sabor, turbidez), físico-químicas (precipitação, dificuldade de dissolução, fotossensibilidade e termossensibilidade) ou gerais (partículas estranhas, falta de informação no rótulo, problemas de registro, troca de rótulo ou de conteúdo, rachaduras e bolhas no material de acondicionamento).

Diante de uma suspeita de desvio técnico no hospital, o profissional de saúde deve comunicar à farmácia para que sejam tomadas as devidas providências. A farmácia, diante da suspeita do desvio, deve rapidamente investigar falhas na utilização do material ou medicamento para eliminar possíveis erros de processo e, a partir de então, seguir os passos para o correto manejo sobre cada caso:

1. Identificar possíveis substitutos para o item.
2. Havendo substituto, prontamente promover o recolhimento do item sob suspeita e, ao mesmo tempo, distribuir a alternativa que o substituirá para não comprometer a assistência ao paciente e a equipe multidisciplinar.
3. Segregar o lote ou o estoque do item sob suspeita. Para isso, é preciso ter local específico, sob guarda da farmácia, para manter os materiais e medicamentos sob suspeita, de forma que não haja dispensação desses itens até a resolução do caso. Segregar em local fisicamente definido e, se houver sistema logístico eletrônico para tal, também fazer os trâmites de bloqueio do item, para que não seja distribuído.
4. Notificar o fornecedor/fabricante.
5. Notificar os órgãos competentes: Anvisa, VigiMed, Notivisa ou vigilâncias estaduais.
6. Cobrar, acompanhar e receber resposta com a tratativa relacionada à suspeita de desvio pelo fornecedor/fabricante.
7. Comunicar as áreas envolvidas sobre as tratativas em relação ao caso.

Diante de um alerta de farmacovigilância relacionado a desvios técnicos graves, que envolvam a segurança do paciente, o recolhimento do item torna-se primordial, com a necessidade imediata de busca por alternativas. Caso não haja alternativa direta para o medicamento no alerta, é necessário envolver as equipes médicas e os consultores e representantes de comissões, como a Comissão de Farmácia e Terapêutica, para buscar alternativa que substitua adequadamente e de imediato o item envolvido no alerta ou para que seja definido o seu recolhimento.

## Tecnovigilância

De acordo com a Anvisa, a tecnovigilância é o sistema de vigilância de eventos adversos e queixas técnicas de produtos para a saúde na fase de pós-comercialização, com vistas a recomendar a adoção de medidas que garantam a proteção e a promoção da saúde da população.

O objetivo desse sistema é garantir a segurança na fase de pós--comercialização de equipamentos, materiais, artigos médico--hospitalares, implantes e produtos para diagnósticos.

É considerado evento adverso quando há um agravo da saúde do usuário ou paciente durante o uso rotineiro do produto, seguindo as condições estabelecidas pelo fabricante durante a prática clínica ou sanitária. O desvio de qualidade de produto para a saúde é a queixa técnica que compreende qualquer problema nos parâmetros de qualidade exigidos ao produto para a sua comercialização.

Notificar um evento adverso ou uma queixa técnica associados ao uso de um produto para saúde significa comunicar um agravo à saúde, um efeito inesperado ou indesejável ou uma falha que comprometa a segurança sanitária do produto. Podemos destacar como problemas: mau funcionamento, fragilidade, material inseguro para a prática, material com parte danificada ou sua ausência. Nos casos identificados de desvio de qualidade, deve-se seguir os sete passos citados anteriormente, no item "Desvios técnicos de materiais e medicamentos".

### Como notificar

O VigiMed é o novo sistema implantado pela Anvisa para que cidadãos e profissionais de saúde relatem eventos adversos a medicamentos. Nesse sistema, qualquer pessoa pode fazer o relato, sendo ou não profissional de saúde, por meio de um formulário eletrônico disponível no site da Anvisa.

> Você pode acessar o formulário eletrônico no portal da Anvisa, disponível em: https://www.gov.br/anvisa/pt-br/assuntos/fiscalizacao-e-monitoramento/notificacoes/vigimed/vigimed-saiba-mais (**BRASIL, 2021d**).
>
> As notificações de desvios de qualidade são efetuadas por meio do sistema Notivisa, disponível em: https://www8.anvisa.gov.br/notivisa/frmlogin.asp (**BRASIL, 2021c**).

Os serviços de saúde e hospitais devem contar com sistemas internos organizados para relato de eventos adversos de forma estruturada, a fim de, posteriormente, reportar à Anvisa conforme procedimentos já descritos.

## Farmacovigilância no âmbito hospitalar

Nos hospitais, algumas patologias tendem a ser mais agudas e graves. A via parenteral (endovenosa, intramuscular) é a mais utilizada, pois a exposição aos fármacos é geralmente menos prolongada, sendo possível fazer uma anamnese farmacológica completa. Há condições favoráveis para o paciente ser melhor acompanhado pelos profissionais de saúde que estão à sua volta, e é praticamente certo que os medicamentos prescritos serão administrados de maneira adequada. (FIGUEIRAS; NAPCHAN; MENDES, 2002).

A presença de um grupo de farmacovigilância e de gerência de risco (GR) do hospital e sua efetiva participação no programa Hospitais Sentinelas da Anvisa são imprescindíveis para garantir a notificação tempestiva das reações adversas, bem como seu acompanhamento.

Segundo a OMS, "há uso racional de medicamentos quando pacientes recebem medicamentos apropriados para suas condições clínicas, em doses adequadas às suas necessidades individuais, por um período adequado e ao menor custo para si e para a comunidade" (AQUINO, p. 733).

Os estudos de farmacovigilância hospitalar são os mesmos utilizados no contexto extra-hospitalar, incluindo a notificação espontânea dos profissionais de saúde – médicos, farmacêuticos e enfermeiros.

O uso racional de medicamentos no âmbito hospitalar proporciona a rápida identificação das reações adversas, permitindo que medidas cabíveis sejam tomadas.

## A importância da farmácia hospitalar na farmacovigilância

A farmácia hospitalar tem crescido bastante nos últimos anos e, certamente, goza de uma posição de destaque na implantação de programas de farmacovigilância e uso racional de medicamentos.

Os profissionais da farmácia, técnicos e farmacêuticos, atuando em parceria, têm papel importante no controle básico dos medicamentos em relação à correta dispensação e às condições adequadas. A função desses profissionais, entretanto, não se restringe a isso: eles devem garantir que todas as etapas do fluxo do medicamento sejam cumpridas, trabalhando para que os problemas relacionados ao uso do medicamento sejam mais facilmente identificados.

A intervenção do farmacêutico em todo o processo vai um pouco mais além: ainda exige a correta orientação para a utilização dos medicamentos e o acompanhamento de drogas potencialmente perigosas, a fim de evitar e/ou minimizar o desenvolvimento de reações adversas ou, quando de sua ocorrência, possibilitar a melhor forma para tratá-las, elaborando ações em conjunto com o técnico de farmácia (WHO, 2002).

Fatores como prescrição de doses inadequadas, automedicação ou prolongado período de tratamento são elementos que podem favorecer o surgimento de reações adversas. Porém, nesses casos, as reações podem ser diminuídas, adequando-se as doses, reduzindo-se o número de fármacos utilizados e individualizando o tratamento.

Pacientes em tratamentos prolongados têm maior propensão a desenvolver reações a medicamentos. Muitas vezes, quando o paciente já tem essa consciência, a detecção do problema é precoce, o que contribui para diminuir a morbidade e a mortalidade.

É importante saber qual(is) medicamento(s) o paciente utiliza de forma crônica, bem como a função terapêutica desse(s) medicamento(os) para o tratamento. Diante disso, o prescritor se atenta para possíveis interações e administração de medicamentos com atividades farmacológicas semelhantes. O conhecimento das características específicas do paciente, como idade, alergias, função renal, função hepática, entre outras, também é importante para evitar o aparecimento de reações adversas.

Para que os programas de farmacovigilância funcionem adequadamente, é de vital importância a atuação multidisciplinar da farmácia hospitalar, sempre visando influenciar e favorecer o registro de suspeita de reações adversas a medicamentos pelos profissionais que atuam diretamente na assistência.

Para aumentar e estimular as notificações de reações adversas, deve-se estabelecer um comitê interdisciplinar de farmacovigilância, enfatizando o estudo, a avaliação e a discussão dos casos, promovendo a integração e o compartilhamento de dados nos centros nacionais de farmacovigilância.

Entretanto, independentemente da existência de tais comitês, a farmácia hospitalar deve implantar um sistema de alerta permanente para detecção de reações adversas de medicamentos, com base no trabalho diário dos farmacêuticos e técnicos de farmácia.

Para complementação de tarefas de farmacovigilância, é necessário que os profissionais tenham formação específica. Para o farmacêutico, além das disciplinas básicas da graduação, é importante que saiba interpretar resultados de exames laboratoriais e conheça os fatores de risco que podem levar alguns pacientes a desenvolver reações adversas a medicamentos com mais frequência do que outros. Além disso, deve contar com uma equipe de técnicos treinada para auxiliar no correto levantamento de dados, na busca ativa a eventos e no desenvolvimento de ações para recolhimento, armazenamento e segregação dos itens envolvidos nas suspeitas.

A experiência e o conhecimento do técnico de farmácia trarão um diferencial importante para a farmacovigilância hospitalar.

## PONTOS IMPORTANTES DO CAPÍTULO

Independentemente de seus efeitos benéficos, todos os medicamentos podem produzir efeitos não desejados.

O principal objetivo da farmacovigilância é promover o uso seguro de produtos para a saúde, fornecendo informações sobre a segurança dos medicamentos a pacientes e profissionais. A farmacovigilância tem como principal ferramenta a notificação espontânea, por parte dos profissionais de saúde, de toda suspeita de reação adversa causada por medicamentos ou outros eventos (como desvios de qualidade, perda de eficácia, abuso, intoxicação, uso indevido e erro de medicação).

A tecnovigilância consiste no sistema de vigilância de eventos adversos e queixas técnicas de produtos para a saúde na fase de pós-comercialização.

# Medicamentos antineoplásicos e de risco ocupacional

**13**

Pollyanna de Oliveira Miranda
Valéria Armentano dos Santos

Alguns medicamentos exigem um manuseio diferenciado por parte da equipe de saúde, a fim de minimizar os efeitos adversos decorrentes da exposição ao produto ou reduzir a contaminação do ambiente de trabalho. Esses medicamentos são conhecidos como "medicamentos perigosos" ou "medicamentos de risco ocupacional".

Para fazer parte dessa categoria, os medicamentos devem apresentar pelo menos um dos seis critérios relacionados a seguir:

▶ **Genotoxicidade:** habilidade de causar uma mudança ou mutação no material genético da célula (mutação no DNA ou no RNA).

▶ **Carcinogenicidade:** habilidade de provocar câncer em humanos, animais ou ambos.

▶ **Teratogenicidade:** habilidade de causar danos ao feto ou ao embrião durante a gravidez.

▶ **Toxicidade reprodutiva:** substância que apresente efeitos adversos sobre a função sexual ou a fertilidade masculina e/ou feminina.

▶ **Drogas de baixo índice terapêutico:** com estreita margem de segurança, cuja dose terapêutica é próxima da dose tóxica.

▶ **Drogas novas com estrutura molecular semelhante a drogas consideradas tóxicas:** considerando pelo menos uma das cinco características citadas anteriormente.

Os medicamentos de risco ocupacional podem incluir diversas classes medicamentosas, sendo os antineoplásicos os mais conhecidos.

O risco do profissional de saúde que manuseia o medicamento perigoso é derivado da combinação da toxicidade inerente ao produto e da extensão da exposição do colaborador.

Para entender melhor essa questão, é importante considerar que, para o paciente, os potenciais benefícios terapêuticos do uso dos medicamentos perigosos devem superar o risco dos efeitos adversos causados. Por outro lado, os trabalhadores de saúde expostos a esses produtos correm os riscos dos efeitos adversos sem usufruir de qualquer benefício terapêutico. Em qualquer momento durante a atividade ocupacional, farmacêuticos e técnicos de farmácia podem estar expostos a medicamentos perigosos, por isso a importância da implementação de boas práticas que minimizem tal exposição.

Todos os profissionais que trabalham com medicamentos perigosos são responsáveis por compreender e aplicar práticas de segurança e procedimentos que garantam a qualidade do produto a ser dispensado para o paciente e, concomitantemente, minimizem a exposição dos profissionais e do ambiente de trabalho.

Conforme o artigo 1º da Resolução nº 640/2017:

> É atribuição privativa do farmacêutico o preparo dos antineoplásicos e demais medicamentos que possam causar risco ocupacional ao manipulador (teratogenicidade, carcinogenicidade e/ou mutagenicidade) nos estabelecimentos de saúde públicos ou privados. (CFF, 2017)

Portanto, é atribuição primordial do técnico de farmácia na área da oncologia colaborar com a execução de atividades de apoio que facilitem a atuação do farmacêutico e garantam mais segurança ao processo.

## Atuações do profissional que trabalha com medicamentos perigosos

São inúmeras as atividades nas quais o técnico de farmácia pode atuar dentro da cadeia medicamentosa, entre elas: atividades de logística (recebimento, armazenamento, cobrança); tarefas de assepsia de medicamentos, da área de trabalho e dos equipamentos; apoio à manipulação, ao transporte e ao descarte de produtos.

FARMÁCIA HOSPITALAR

## Transporte

Para o transporte seguro de medicamentos perigosos, estes devem estar devidamente embalados, de forma a minimizar a contaminação ambiental e a exposição dos colaboradores. A embalagem deve estar lacrada e com a identificação "Produto perigoso" durante todo o período do transporte. O recipiente utilizado para o transporte desses medicamentos deve ser rígido. No caso de medicamentos que exijam armazenamento sob refrigeração, estes devem ser colocados em maletas térmicas. O transporte em tubos pneumáticos não é indicado devido ao risco de vazamentos.

Para transporte entre instituições, os documentos que acompanham o produto devem estar em conformidade com as legislações vigentes. Durante todo o processo de transporte, documentos de orientação em relação aos cuidados de armazenamento e descarte devem também acompanhar o produto.

Um kit de contenção de derramamento deve estar disponível na maleta de transporte e de fácil acesso aos colaboradores.

## Recebimento

O recebimento desses medicamentos deve ocorrer em áreas designadas para este fim, e a retirada da embalagem externa (secundária) não deve acontecer em área com contagem de partículas ou na área de manipulação.

Deve haver conferência dos produtos recebidos com a nota de entrada do produto, para garantir o inventário e a rastreabilidade do estoque.

Quando houver recebimento de produtos danificados ou possivelmente contaminados, estes deverão ser preferencialmente encaminhados para uma cabine de segurança biológica classe II B2, para abertura, descontaminação com álcool 70% e avaliação das avarias, para só então retornar ao estoque, se assim for decidido.

O manuseio dos produtos na área de recebimento deve ser realizado por profissionais treinados (técnicos de farmácia e farmacêuticos), utilizando dupla luva.

## Armazenamento

Os medicamentos perigosos devem estar preferencialmente separados dos demais produtos na farmácia, a fim de aumentar o controle e reduzir o número de profissionais potencialmente expostos. O armazenamento de produtos que demandam refrigeração deve seguir os mesmos critérios de segregação sinalizados anteriormente, além dos mesmos cuidados que os demais medicamentos refrigerados.

Os armários devem ter laterais e frentes altas para evitar quedas e quebras de produtos. É uma boa prática armazenar os medicamentos em uma altura confortável, na altura dos olhos, evitando locais de difícil acesso (muito em cima ou muito embaixo), evitando, assim, acidentes no momento de separação e/ou reposição de estoque.

É aconselhável que os produtos sejam dispostos seguindo o armazenamento LASA, em que os medicamentos com grafias e sons semelhantes são colocados distantes uns dos outros, evitando potenciais erros de dispensação.

Vários critérios de armazenamento podem ser adotados, como o uso de gavetas, armários eletrônicos, etiquetas e/ou prateleiras coloridas, desde que sejam resguardados os cuidados necessários.

## Cobrança

A cobrança trata-se de uma etapa igualmente importante e, quando realizada seguindo práticas preestabelecidas, confere maior segurança ao processo.

O uso de sistemas informatizados nessa etapa é o mais indicado, pois garante rastreabilidade ao processo e evita perdas financeiras. Na impossibilidade de uma barreira sistematizada, medicamentos prontos para uso ou que não requerem preparo antes da administração devem ter uma dupla checagem de dispensação, garantindo que não haja erros que possam induzir à administração errada.

Em conjunto com a enfermagem, indica-se criar um padrão de dispensação, definindo equipos, conectores, volume e identificações que atendam às necessidades de uma administração segura, facilitando, com isso, a cobrança e, consequentemente, a dispensação dos medicamentos.

FARMÁCIA HOSPITALAR

## MEDICAMENTOS ANTINEOPLÁSICOS E DE RISCO OCUPACIONAL | 197

Nas cabines de segurança biológica, as práticas de trabalho também devem ser realizadas com dupla luva, para evitar a exposição desnecessária dos técnicos de farmácia e farmacêuticos a substâncias perigosas.

## Assepsia dos medicamentos

Apenas materiais e medicamentos que serão utilizados para produzir a prescrição do paciente devem ser enviados para a área de manipulação. Qualquer produto enviado para essa área deve ser higienizado previamente, para garantir que contaminantes de um meio não controlado sejam levados para a área controlada (neste caso, a área de manipulação).

Embalagens secundárias dos materiais e medicamentos devem ser removidas previamente à assepsia que deve acontecer em área segregada.

Deve-se espalhar uma solução desinfetante, como álcool 70%, na embalagem primária do medicamento ou produto em questão e aguardar sua secagem livremente. Os pontos de inserção (como bocal dos frascos e bolsas de soro) devem ser limpos por técnica de arraste com álcool 70% e gaze estéril. Em seguida, aguardar a secagem da região para realizar a perfuração. A perfuração do frasco deve ocorrer obrigatória e imediatamente após a secagem do local, dentro da cabine de segurança biológica.

## Limpeza e desinfecção de equipamentos e área de trabalho

Toda área que contenha medicamentos especiais deve seguir um procedimento de limpeza predeterminado. A higienização de equipamentos e áreas de trabalho é importante para reduzir resíduos de medicamentos perigosos em suas superfícies e, assim, evitar a contaminação microbiológica dos medicamentos produzidos.

Os profissionais responsáveis por essa atividade devem receber treinamentos periódicos para garantir que o procedimento seja realizado adequadamente, evitando a contaminação do ambiente de trabalho.

Os produtos utilizados para higienização e a frequência da limpeza devem ser definidos em conjunto com o Serviço de Controle de Infecção Hospitalar, respeitando o proposto pelo fabricante dos equipamentos. A higienização das cabines de segurança biológica deve ser feita antes de iniciar e depois de encerrar as atividades do dia, além de em momentos que demonstrem sujidade visível, conforme definido pela RDC nº 220/2004 (BRASIL, 2004a).

Para evitar a formação de aerossóis e evitar espalhar contaminantes no ambiente, a solução saneante não deve ser jogada diretamente sobre a superfície a ser limpa. Em vez disso, deve-se preferencialmente umedecer o pano que será utilizado na higienização.

Lembramos que essa atividade deve ser realizada com paramentação completa: dupla luva, óculos de proteção, avental impermeável, máscara N95, touca e propé.

## Apoio à manipulação

O preparo de medicamentos perigosos é uma atividade exclusiva do farmacêutico, conforme a Resolução nº 640/2017 (CFF, 2017). Porém compete ao técnico de farmácia apoiar de maneira decisiva as atividades do farmacêutico durante a manipulação desses medicamentos. Essa atividade é conhecida como "circulante", em que o colaborador faz a assepsia dos produtos que serão utilizados na manipulação antes de estes entrarem na cabine de segurança biológica.

Parte dessa tarefa também é fazer o preenchimento do equipo com solução compatível com o medicamento antes da injeção dele na bolsa, entre outras atividades administrativas compatíveis com os processos de cada instituição. Todas as atividades visam a segurança no processo e tempo de atendimento do paciente, já que tornam viável a manutenção do foco principal do farmacêutico na etapa de manipulação para evitar que ele tenha de parar as atividades entre uma manipulação e outra. Na área da oncologia, o trabalho orquestrado entre o técnico de farmácia e o farmacêutico torna-se ainda mais importante.

Essa atividade, que é realizada dentro da área de manipulação, deve impreterivelmente ocorrer também com paramentação completa: dupla luva, óculos de proteção, avental impermeável, máscara N95, touca e propé.

## Descarte

O descarte dos medicamentos deve seguir as legislações vigentes estaduais e municipais, prezando sempre pela sustentabilidade ambiental. A RDC nº 222/2018 (BRASIL, 2018b) regulamenta as Boas Práticas de Gerenciamento dos Resíduos de Serviços de Saúde. Os serviços de saúde devem ter um Plano de Gerenciamento de Resíduos implantado. Nesse sentido, cabe ao técnico de farmácia e ao farmacêutico garantir o descarte adequado dos resíduos produzidos pelo seu setor, em conformidade com as Boas Práticas de Gerenciamento dos Resíduos da instituição.

Os resíduos gerados devem ser separados já no momento da sua produção, conforme a classificação de grupo de risco à qual pertencem. Em geral, os resíduos produzidos na oncologia são classificados como Resíduos Perigosos de Medicamentos (RPM) e pertencentes ao Grupo B.

Conforme a Portaria CVS nº 21/2008 (BRASIL, 2008), são considerados RPM medicamentos perigosos ou de risco ocupacional mesmo quando vencidos ou parcialmente utilizados, além de produtos que tiveram contato direto com o medicamento, como

> [...] agulhas, seringas e demais dispositivos para punção venosa, equipos e conjuntos de infusão, ampolas e frascos, algodão, frascos de soro e soluções, esparadrapos e adesivos, cateteres em geral, filtros HEPA, materiais de limpeza e de contenção de derramamentos e acidentes, máscaras, luvas quando contaminadas [...] e excretas de pacientes (fezes e urina) tratados com esses medicamentos, quando não passíveis de destinação por sistema de esgotamento sanitário. (BRASIL, 2008)

São pertencentes também ao Grupo B produtos com características químicas identificados nas Fichas de Informação de Segurança de Produtos Químicos (FISPQs).

Os recipientes de armazenamento dos resíduos devem ser identificados seguindo o padrão definido pela ABNT NBR 7500:2020 ou outra versão mais atualizada. Conforme a Resolução Conama nº 275/2001 (BRASIL, 2001a), o padrão de cor para descarte de resíduos perigosos é a cor laranja. Assim, os sacos e recipientes de armazenamento devem prioritariamente seguir essa coloração para facilitar visualmente a identificação da característica do material que está sendo descartado e qual será o destino desses rejeitos.

Considerando o descarte de RPM, alguns pontos também devem ser observados:

▶ o conteúdo do recipiente de acondicionamento do resíduo, no local gerador, não deve ultrapassar o limite de 2/3 da sua capacidade;

▶ é proibido o reaproveitamento de sacos e recipientes de armazenamento;

▶ resíduos gerados que tenham característica de perfuro cortante devem ser descartados em recipientes rígidos e lacrados;

▶ caso uma fração do conjunto a ser descartado seja classificada como "perfurocortante", esta não pode ser desconectada do restante do resíduo, devendo ser descartado todo o conjunto em recipiente para RPM perfurocortantes;

▶ embalagens secundárias, desde que não estejam contaminadas, podem ser descartadas conforme classificação do Grupo D (produtos recicláveis).

Os resíduos gerados na farmácia da oncologia serão posteriormente tratados por incineração, e qualquer destino estará sujeito à aprovação do órgão ambiental municipal ou estadual.

## Contenção de derramamento

Um kit de contenção de derramamento deve estar disponível em todos os locais em que há medicamentos perigosos, desde o recebimento até o transporte.

Esse kit deve conter, no mínimo:

▶ luvas de procedimentos;

▶ avental de baixa permeabilidade;

▶ compressas absorventes;

▶ proteção respiratória;

▶ proteção ocular;

▶ sabão;

▶ descrição do procedimento e formulário para registro de acidente;

▶ recipiente identificado para recolhimento dos resíduos.

Todo profissional que tiver risco de exposição em caso de derramamentos deve ser treinado em relação à utilização e ao descarte corretos do kit. No caso de suspeita de vazamento ou quebra de algum produto, o profissional deve se paramentar completamente (com luva, máscara N95, touca, avental e propé) antes de iniciar o procedimento de contenção, evitando, assim, qualquer contato com o medicamento.

Após identificação e restrição de acesso, a área do derramamento deve ser limitada com compressas absorventes. No caso de substância em pó, deve ser recolhida com compressas absorventes umedecidas; já os líquidos devem ser recolhidos com compressas secas. Posteriormente, a área deve ser limpa com água e sabão em abundância.

Os resíduos e o equipamento de proteção descartável utilizado devem ser descartados conforme recomendação da RDC nº 222/2018 (BRASIL, 2018b).

O procedimento de contenção de derramamento deve estar descrito e documentado na instituição.

## Equipamentos de proteção individual

Políticas e procedimentos para o uso adequado de medicamentos perigosos em uma instituição devem ser elaborados, revisados e divulgados apropriadamente para todos os colaboradores que tenham contato com essas drogas, preservando a segurança dos profissionais envolvidos e o fluxo correto do processo. É importante evidenciar para os colaboradores os potenciais riscos, treinando-os em relação às precauções de segurança. Também deve haver uma descrição detalhada dos equipamentos de proteção individual necessários para execução das atividades e do correto uso e descarte.

Os equipamentos de proteção individual promovem a redução da exposição dos profissionais a resíduos e aerossóis. Para cada etapa do processo de trabalho, recomenda-se um conjunto de EPIs. Dentro da área de manipulação, desde as atividades de higienização até o apoio à manipulação, há maior rigidez no uso da paramentação, considerando o risco ao qual o colaborador está exposto.

É importante ressaltar que todos os equipamentos de proteção utilizados para este fim devem ter Certificado de Aprovação válido junto ao Ministério do Trabalho. Os colaboradores envolvidos no manuseio de medicamentos perigosos devem estar suportados pelos agentes do Serviço Especializado em Engenharia de Segurança e em Medicina do Trabalho (SESMT) de cada instituição.

A correta desparamentação é tão importante quanto a paramentação, pois o processo de retirada da vestimenta também requer técnicas para evitar que contaminantes da roupa sejam transferidos para o colaborador. É primordial considerar que todos os equipamentos de proteção utilizados estão contaminados e, por isso, devem ser descartados como resíduo pertencente ao Grupo B.

Os equipamentos de proteção que serão higienizados antes de uma nova utilização devem ser separados em uma caixa estanque e com identificação de Risco Químico – Grupo B, para que tenham o destino de limpeza adequado.

A desparamentação deve acontecer do equipamento de maior sujidade para o de menor sujidade. Assim, deve seguir preferencialmente esta sequência: retirada do par de luvas externo, do capuz (se houver), do avental/macacão (do avesso), da bota (se houver), da touca, do propé e da luva interna.

Também é indicada a higienização das mãos com água e sabão imediatamente após a desparamentação.

## Equipamentos de proteção coletiva

A exposição a contaminantes decorrente do contato com medicamentos perigosos pode ser reduzida com o uso de EPIs, mas não é suficiente se eles forem utilizados de maneira isolada. Por isso, outros equipamentos de proteção complementares são obrigatórios, como os relacionados a seguir.

### Cabine de segurança biológica – Classe II B2

A obrigatoriedade do uso desse equipamento para o preparo de medicamentos especiais reduz substancialmente a exposição dos colaboradores a contaminantes. Além disso, ajuda a evitar que contaminantes sejam lançados ao meio ambiente pelo processo de filtragem por filtros de alta eficiência (HEPA). Por esse motivo, esse equipamento é classificado como EPC, pois, além de proteção direta do colaborador, confere proteção também ao meio ambiente.

A cabine deve passar por revisões periódicas para avaliação da qualidade dos filtros e do seu funcionamento por área competente, como Engenharia Clínica ou Manutenção.

Limpezas diárias e periódicas da parte interna da cabine também devem ser realizadas. A limpeza diária deve acontecer no início e no término das atividades e ao longo do dia, quando sujidades estiverem aparentes. Neste caso, o uso de compressas estéreis embebidas em álcool 70% é suficiente para a higienização da cabine. Lembrando que se deve realizar movimentos unidirecionais do meio de menor para o de maior sujidade. Se houve contaminação direta dos filtros HEPA, a cabine de segurança biológica deverá ser isolada até a substituição do filtro.

Uma limpeza mais reforçada deve ser feita periodicamente. Nesses casos, é importante a utilização de algum agente desinfetante indicado pelo fabricante, bem como aprovado pela Comissão de Controle de Infecção da instituição. Em seguida, deve-se realizar a higienização também com álcool 70%. A frequência de realização dessa limpeza deve ser definida pelo próprio setor.

## Lava-olhos e chuveiro

Diante da possibilidade de contato com contaminantes nos olhos ou em grande extensão do corpo, seja por espirro ou derramamento, é importante a existência desses equipamentos em área contígua à área de manipulação, garantindo que o colaborador, em caso de exposição acidental, tenha acesso fácil. Na impossibilidade de uso ou na inexistência de um lava-olhos, se houver contaminação dos olhos ou outras mucosas, recomenda-se lavar a região com água ou solução isotônica em abundância e providenciar acompanhamento médico.

## Sistemas fechados de manipulação

Estudos têm apontado que a utilização de dispositivos de sistema fechado no processo de manipulação reduz a contaminação do local de trabalho, mas vale reforçar que a utilização do dispositivo não substitui a obrigatoriedade da utilização da cabine de segurança biológica e dos equipamentos de proteção individual.

Esses sistemas podem ser utilizados na manipulação dos medicamentos de risco a fim de minimizar a formação de aerossóis e respingos e a ocorrência de acidentes punctórios e derramamentos. Os dispositivos são conectados nos frascos-ampolas e equipos por meio de conectores específicos, promovendo barreira mecânica e evitando vazamentos. Eliminam o uso de agulhas, que são substituídas por adaptadores conectados às seringas *luer lock*.

Há diversos modelos de dispositivos disponíveis no mercado ou importados, mas nem todos atendem às exigências de manutenção do sistema fechado, portanto é necessário avaliar cuidadosamente o material antes da sua padronização.

## Treinamento

Diante das inúmeras etapas, que envolvem desde o recebimento até a dispensação e o descarte dos medicamentos perigosos, é importante seguir práticas de trabalho bem definidas para minimizar potenciais erros.

Novos colaboradores devem receber treinamento adequado, que evidencie a importância de cada etapa do processo, a correta execução das atividades e o uso adequado dos equipamentos de proteção individual. O profissional responsável pelo treinamento deve ser validado na atividade na qual treinará outros colaboradores.

Um programa de educação continuada também deve ser aplicado para garantir a atualização dos colaboradores com mais tempo em atividade, mantendo o padrão de qualidade e segurança das tarefas executadas.

## PONTOS IMPORTANTES DO CAPÍTULO

Os chamados medicamentos perigosos ou de risco ocupacional exigem um manuseio diferenciado para minimizar os efeitos adversos decorrentes da exposição ao produto ou da contaminação do ambiente de trabalho.

Entre os medicamentos de risco ocupacional, os antineoplásicos são os mais conhecidos.

O técnico de farmácia pode atuar em diversas atividades na cadeia medicamentosa, como logística, assepsia dos frascos e bolsas dos medicamentos, da área de trabalho e dos equipamentos, apoio à manipulação, transporte e descarte de produtos. No caso de medicamentos perigosos ou de risco ocupacional, torna-se fundamental o uso correto dos EPCs e dos EPIs.

# Cálculos em farmácia 14

Nilson Gonçalves Malta

A precisão no exercício das atividades da farmácia hospitalar é premissa para a garantia da segurança do paciente. Tendo o hospital uma farmácia hospitalar desenvolvida, com processo de dispensação por dose unitária ou por outros métodos, a assistência do profissional farmacêutico e dos técnicos de farmácia requer conhecimento sólido sobre cálculos. Esses profissionais devem estar aptos a produzir os medicamentos conforme a solicitação médica, dispensando corretamente e/ou orientando os profissionais de enfermagem para o preparo correto e seguro.

Para tanto, o conhecimento das diversas unidades de medida corriqueiramente utilizadas e dos cálculos envolvidos no preparo ou na transformação dessas unidades é crucial para atender a esse objetivo.

## Unidades de dose e transformações básicas

Inicialmente, vamos tratar das unidades mais comuns utilizadas na prescrição de medicamentos. São as unidades de peso. É de alta importância entender a correlação entre essas unidades para fazer a conversão correta para a dispensação.

Note que:

1 g (grama) = 1.000 mg (miligramas)
1 mg = 1.000 mcg (microgramas)

À medida que se desce na escala das unidades, temos uma relação de 1 para 1.000 (mil). No sentido inverso, há que se ter atenção para a movimentação da vírgula, também obedecendo à correlação 1 para 1.000.

1 mcg = 0,001 mg
10 mcg = 0,01 mg
1 mg = 0,001 g

## Exercício: prescrição de alprazolam 0,25 mg

No estoque, há comprimidos na dosagem de 500 mcg. Quantas unidades devem ser dispensadas?

Há duas formas de resolver. Em ambas, é preciso unificar a unidade de medida (pela unidade prescrita ou pela unidade do medicamento em estoque). Usando a unidade em estoque como referência, temos que:

0,25 mg = 250 mcg

Portanto, para atender à quantidade de 250 mcg, precisamos de 1 unidade de 500 mcg, conforme disponibilidade no estoque, devendo ser administrado, então, ½ comprimido. Para chegar ao valor da expressão anterior, pode-se utilizar uma regra de três simples:

1 mg = 1.000 mcg

0,25 mg = $x$

∴ $x$ 0,25 mg × 1.000 mcg = 250 mcg

Administração: $\dfrac{250 \text{ mcg (prescrito)}}{500 \text{ mcg (dose em estoque)}} = 0,5 \text{ cp}$

## Exercício: prescrição de fentanila 2.500 mcg em glicose 5% 250 mL

No estoque, há ampolas de 0,05 mg/mL com 5 mL. Quantas ampolas precisam ser dispensadas para atender à prescrição?

Em 1 mL → 0,05 mg = 50 mcg

∴ 1 ampola → 50 mcg × 5 mL = 250 mcg

2.500 mcg ÷ 250 mcg = 10 ampolas

São necessárias 10 ampolas para preparar a solução prescrita.

# Unidades de concentração

Muitos medicamentos se apresentam na forma de soluções cujas doses são representadas por relações entre a massa de um composto e um volume. Na prática farmacêutica, as concentrações são representadas pela seguinte relação:

$$\text{Concentração [ ]} = \frac{\text{soluto (massa)}}{\text{solução (volume)}}$$

Nessa relação, o soluto é o fármaco (ou sal, no caso dos eletrólitos). Os eletrólitos são compostos que, quando diluídos em um solvente, têm seus elementos dissociados, gerando partículas carregadas em solução (cátions = partículas positivas; ânions = partículas negativas). A solução é composta pelo solvente com o soluto já dissolvido.

Se uma solução é representada pela relação 2 g em 100 mL, prosseguimos da seguinte forma para a sua preparação correta: supondo a possibilidade de pesar o composto (fármaco), pesam-se 2 g dele e adiciona-se a quantidade de solvente suficiente para completar o volume de 100 mL. Na prática, pode haver a adição de um volume diferente de 100 mL. Isso ocorre pelo fato de diversos compostos químicos, quando em solução, ocuparem espaço em solução (volume). Adiante, comentaremos esse fenômeno com mais detalhes.

Outra forma muito comum de expressar concentrações é em porcentagem. Veja um exemplo a seguir.

Uma solução bastante presente na realidade hospitalar é o cloreto de sódio 20%. Uma maneira simples de entender qual é a massa do soluto em solução é fazendo a relação direta de 20 em 100 (ou seja, a própria relação da porcentagem). O que precisamos acertar são as unidades de medida adequadas à norma utilizada nas relações de concentração de soluções. A regra determina que o soluto tenha a sua unidade sempre em grama, e a solução, em mililitro. Portanto, "20%" refere-se a uma solução de 20 g em 100 mL.

O cálculo a ser desenvolvido nesse cenário é descobrir a massa de cloreto de sódio em uma ampola de 10 mL, por exemplo. Novamente, aplicar uma regra de três simples é suficiente:

20 g → 100 mL

$x$ → 10 mL

$$\therefore x = \frac{20 \text{ g} \times 10 \text{ mL}}{100 \text{ mL}} = \frac{200 \text{ g}}{100} = 2 \text{ g ou } 2.000 \text{ mg}$$

A seguir, veja um exercício de prática diária da farmácia hospitalar.

## Prescrição de KCl (cloreto de potássio) 900 mg para uso oral

Na farmácia, só há KCl solução 6%. Qual é o volume de solução que deve ser administrado para atender à dose prescrita?

Como vimos anteriormente, o primeiro passo é verificar a relação da porcentagem. Neste caso, temos uma solução 6% (6 g a cada 100 mL). Uma vez que a prescrição é de 900 mg, é importante colocar as duas unidades de massa na mesma dimensão, dispondo os fatores em uma regra de três simples. Portanto:

6 g = 6.000 mg

Regra de três:

6.000 mg → 100 mL
900 mg → $x$

$$x = \frac{900 \text{ mg} \times 100 \text{ mL}}{6.000 \text{ mg}} = \frac{90.000 \text{ mL}}{6.000} = \frac{90 \text{ mL}}{6} = 15 \text{ mL}$$

Para a administração de 900 mg de KCl, devem ser administrados 15 mL da solução oral a 6%.

## Reconstituição e rediluição

Há circunstâncias em que o medicamento precisa passar por dois processos sucessivos de diluição. Eventualmente, doses muito baixas precisam ter um preparo mais cauteloso, pois, na apresentação comercial disponível, não é possível preparar a dose prescrita. Na prática, tais circunstâncias são muito comuns na rotina neonatal, e há que se ter cuidado e precisão.

Segue um exemplo muito comum para a prescrição de penicilina G potássica.

Suponha uma prescrição de 100.000 UI e um frasco cuja apresentação comercial é pó liofilizado de 1.000.000 UI. Essa apresentação deve ser reconstituída em 2 mL de água destilada, gerando uma solução final de 2,4 mL, com concentração aproximada de 416.000 UI/mL (1.000.000 UI/2,4 mL de solução). Para obter a dose prescrita, o volume a ser aspirado pode ser obtido novamente por meio de uma regra de três simples:

$$416.000 \text{ UI} \rightarrow 1 \text{ mL}$$
$$100.000 \text{ UI} \rightarrow x \text{ mL}$$
$$x = \frac{100.000}{416.000} = 0,24 \text{ mL}$$

Dado o pequeno volume a ser aspirado do frasco-ampola e a precisão necessária para obter a dose, uma recomendação é a rediluição, isto é, a obtenção de uma solução mais diluída.

Na prática, aspira-se 1 mL da primeira solução reconstituída (416.000 UI/mL) e completa-se com mais 9 mL de água destilada (volume final 10 mL), de forma a obter uma nova concentração: 41.600 UI/mL. Desta solução, vamos aspirar as 100.000 unidades prescritas, conforme o cálculo que segue:

$$41.600 \text{ UI} \rightarrow 1 \text{ mL}$$
$$100.000 \text{ UI} \rightarrow x \text{ mL}$$
$$x = \frac{100.000}{41.600} = 2,4 \text{ mL}$$

O novo volume é mais fácil de ser obtido com as seringas habitualmente utilizadas na prática hospitalar. Vários fármacos apresentam situações semelhantes, recomendando-se, portanto, a prática de rediluição.

## Volume de deslocamento (expansão de volume)

Como se pôde observar no exemplo anterior, há fármacos que provocam alteração do volume do solvente após a reconstituição do pó liofilizado. Essa alteração de volume é conhecida tecnicamente por "volume de deslocamento". No dia a dia da prática do preparo de medicamentos, é mais comum falar em "expansão de volume".

A expansão de volume é amplamente conhecida e muito comum entre os penicilínicos e cefalosporínicos, por exemplo. No exemplo da penicilina G potássica, a cada 1.000.000 de unidades diluídas em 2 mL, tem-se o ganho de 0,4 mL. Obtém-se, portanto, após reconstituição do pó liofilizado em 2 mL, o volume final de 2,4 mL. A apresentação comercial de 5.000.000 UI deve ser reconstituída com 10 mL de diluente, e, como cada 1.000.000 UI aumentará o volume em 0,4 mL ($5 \times 0,4 = 2$ mL de expansão), resulta a um volume final de 12 mL.

É importante mencionar que não existe um padrão de expansão. Cada medicamento pode ou não ter esse tipo de comportamento. A informação necessária deve ser consultada sempre na bula do medicamento.

## Miliequivalentes

Uma unidade de medida corriqueira na prescrição médica é o miliequivalente (mEq). O mEq refere-se à atividade química do eletrólito, está relacionado ao número total de cargas iônicas em solução e considera a valência de cada íon. Dada essa característica, é natural concluir que só se pode fazer esse tipo de correlação com compostos que se dissociam em solução, gerando cargas elétricas livres. Esses compostos são denominados "eletrólitos". Os compostos que não se dissociam são denominados "não eletrólitos", como a glicose e a ureia.

Muitos sistemas do corpo consistem em solução de eletrólitos e não eletrólitos. O balanço químico dessas partículas carregadas é necessário para a saúde, bem como para a condução elétrica nervosa, a manutenção do balanço osmótico e a preservação do balanço ácido-base.

Antes de entrar em cenários do contexto farmacêutico, iniciemos por uma demonstração baseada em princípios de química básica.

Na química de ácido-base, o equivalente (ou peso equivalente) de um ácido é definido como a massa de ácido (em gramas), que provê $6,022 \times 10^{23}$ íons de hidrogênio (1 mol de hidrogênio), ou a massa de ácido que reage com $6,022 \times 10^{23}$ íons hidroxila. Vamos a um exemplo com um ácido monoprótico, isto é, que tem apenas 1 hidrogênio:

$$HCl \rightleftharpoons H^+ + Cl^-$$

| 1 mol | 1 mol | 1 mol |
| 36,46 g | 1,008 g | 35,45 g |

Nesse exemplo, o peso equivalente do HCl é de 36,46 g, que é a massa necessária para gerar 1 mol de hidrogênio.

Quando temos um ácido diprótico, o cálculo é de dedução simples:

$$H_2SO_4 \rightleftharpoons 2H^+ + SO_4^{-2}$$

| 1 mol | 2 mols | 1 mol |
| 98,08 g | 2x(1,008 g) | 96,08 g |

No caso exemplificado, precisamos da metade da massa de ácido sulfúrico para gerar apenas 1 mol de hidrogênio. Para o uso médico--farmacêutico, não há a administração desses tipos de ácido, mas podemos tirar uma conclusão simples e que nos ajudará no cálculo dos diversos sais utilizados em prescrição: note que, no ácido clorídrico, após a dissociação, há a geração de uma carga positiva e uma negativa (isto é, um par de cargas). No ácido sulfúrico, há a geração de dois prótons (+) e dois elétrons (–), portanto, dois pares. Vamos nos apoiar nesse conceito para entender o cálculo de equivalentes para sais e ácidos de uso médico.

Sabemos que o peso equivalente de ácido ou base é igual ao peso molecular em gramas dividido pelo número de cargas pareadas, pois o número de pares carregados representa o número de equivalentes por mol. Podemos representar essa definição pela seguinte fórmula:

$$\text{Peso equivalente (g)} = \frac{\text{peso molecular ou massa atômica}}{\text{valência}}$$

A valência refere-se à carga de um elemento dissociado (cátion – elemento positivo – ou ânion – elemento negativo) ou ao par de cargas existentes em um sal ou ácido qualquer.

Vamos calcular o peso equivalente do cloreto de potássio (KCl), em que a massa atômica (MA) do potássio (K) é igual a 39 e a do cloro (Cl), 35,5. Assim, o peso molecular do KCl é igual a 74,5. Neste sal, tanto o potássio como o cloreto apresentam apenas uma carga: positiva e negativa, respectivamente (um par de cargas, portanto).

$$\text{Peso equivalente KCl} = \frac{74,5}{1} = 74,5 \text{ g}$$

Logo, 1 equivalente de pares de cargas do sal KCl é igual a 74,5 g. Podemos também concluir que 1 mol de KCl ($6,022 \times 10^{23}$ moléculas do sal) provê $6,022 \times 10^{23}$ pares de cargas. Em resumo, 1 equivalente é igual a $6,022 \times 10^{23}$ pares de cargas.

Veja um novo exemplo a seguir.

Para calcular quantos equivalentes há em 74,5 mg de KCl (1 milésimo do seu peso molecular), utilizaremos novamente uma regra de três simples:

74,5 g → 1 equivalente

74,5 mg → $x$ equivalente

Para calcular corretamente, devemos colocar as massas na mesma ordem de grandeza.

74,5 g → 1 equivalente

0,0745 g → x equivalente

$$x \text{ (eq)} = \frac{0,0745}{74,5} = 0,001 \text{ equivalente ou 1 miliequivalente (mEq)}$$

Também podemos concluir que, neste caso, para um sal de valência 1:

$$1 \text{ mEq} = \frac{74,5 \text{ mg}}{74,5 \text{ g}}, \text{ onde } 0,0745 \text{ g} = 74,5 \text{ mg}$$

Portanto, o miliequivalente representa a quantidade em miligramas de um soluto igual a 1/1.000 de seu peso equivalente em gramas, considerando a valência do íon (ou par carregado).

Então, para qualquer sal:

$$1 \text{ mEq} = \frac{\text{peso molecular (PM) em mg}}{\dfrac{\text{peso molecular (PM) em g}}{\text{valência (V)}}}$$

Assim como:

$$x \text{ mEq} = \frac{x \text{ massa (mg)}}{\dfrac{\text{PM (g)}}{\text{valência (V)}}}$$

Logo, por simples redistribuição dos fatores por regra matemática, temos:

$$x \text{ mEq} = \frac{\text{massa (mg)} \times \text{valência (V)}}{\text{PM ou MA}}$$

A seguir, são apresentadas aplicações do conceito dos pares carregados na prática médica.

## Exercício: prescrição de KCl 6% 15 mL

Quantos mEq há em 15 mL?

6% ⇒ 6 g → 100 mL

x g → 15 mL

$$x = \frac{15 \times 6}{100} = \frac{90}{100} = 0,9 \text{ g ou } 900 \text{ mg}$$

Substituindo na fórmula:

$$x \, mEq = \frac{900 \times 1}{74,5} = 12,08 \, mEq$$

Portanto, há 12,08 mEq a cada 15 mL de solução de KCl 6%.

Esse mesmo cálculo pode ser feito a partir de um único íon. No entanto, neste caso, não será usado o número de pares de cargas, mas, sim, a valência do íon.

No caso do potássio (K), por exemplo, há uma carga positiva (valência 1) comum nos metais do grupo 1A da tabela periódica. No final deste capítulo, o quadro 14.1 apresenta uma breve relação com íons mais comuns e suas valências.

74,5 g KCl $\rightarrow$ 39 g $K^+$

74,5 mg KCl $\rightarrow$ 39 mg $K^+$

900 mg KCl $\rightarrow$ $x$ mg $K^+$

$$x = \frac{900 \times 39}{74,5} = 471,1409 \text{ mg}$$

Substituindo na fórmula de miliequivalentes, obtemos o mesmo resultado:

$$x \, mEq = \frac{471,1409 \times 1}{39} = 12,08 \, mEq$$

Concluindo, podemos efetuar o cálculo considerando a massa de uma amostra (dose) e o peso molecular do sal ou o íon isoladamente. O resultado da quantidade de miliequivalentes será exatamente o mesmo.

Há casos que exigem cuidados adicionais, como o sal de cloreto de cálcio, que, dependendo da matéria-prima, pode ser hidratado ou anidro. É muito comum que algumas soluções -utilizadas em hospitais tenham matérias-primas di-hidratadas ($CaCl_2 \times 2H_2O$).

Para o cálculo do miliequivalente a partir dos pares de cargas, vamos usar o peso molecular somando inclusive a massa da água ($Ca^{+2} = 40$; $Cl^- = 35,5$; $H = 1$; $O = 16$; $PM = 147$). Vamos para o cálculo de uma amostra de 100 mg de $CaCl_2 \times 2H_2O$:

$$x \, mEq = \frac{100 \times 2}{147} = 1,36 \, mEq$$

Note que a valência utilizada (2) se refere aos dois pares de cargas (duas cargas positivas do cálcio e uma carga negativa de cada cloreto).

Mais uma vez, comprovamos o cálculo com base em apenas um dos elementos, a partir do cálcio. Se em 147 g do sal di-hidratado temos 40 g de cálcio, em 100 mg temos $x$ g de cálcio:

$$147 \text{ g de CaCl}_2 \times 2H_2O \rightarrow 40 \text{ g de Ca}^{+2}$$
$$147 \text{ mg} \rightarrow 40 \text{ mg de Ca}^{+2}$$
$$100 \text{ mg} \rightarrow x \text{ mg de Ca}^{+2}$$
$$x = \frac{100 \times 40}{147} = 27{,}2108 \text{ mg de Ca}^{+2}$$

Substituindo na fórmula:

$$x \text{ mEq} = \frac{27{,}2108 \times 2}{40} = 1{,}36 \text{ mEq}$$

Logo, comprovamos que a hidratação deve ser considerada no peso molecular do sal e que a água não modifica a quantidade de miliequivalentes existentes.

Por fim, há mais uma peculiaridade a ser destacada em alguns tipos de sais, como é o caso dos sais complexos. Esses sais podem ter mais de um tipo de cátion em sua composição. Por exemplo, os sais de fosfato $KH_2PO_4$ e $K_2HPO_4$. Ainda nesses casos, podemos efetuar o cálculo com base nos pares de cargas ou em um elemento (cátion ou ânion isolado). No entanto, é necessário calcular corretamente a valência. Os pares de cargas só podem ser considerados se estiverem livres quando em solução. Em pH fisiológico, em se tratando de um ácido fraco, os hidrogênios não se dissociam e não liberam essas cargas. Portanto, para o sal $KH_2PO_4$ temos valência 1 ($K^+ + H_2PO_4^-$), e, para o sal $K_2HPO_4$, valência 2 ($2K^+ + HPO_4^{-2}$).

Em sentido contrário, também é possível calcular uma dose (massa) a partir de uma prescrição em miliequivalentes. Neste caso, basta fazer a inversão dos fatores na seguinte fórmula:

$$m \text{ (mg)} = \frac{\text{mEq} \times \text{PM}}{V}$$

216 | **FARMÁCIA HOSPITALAR**

**Quadro 14.1 – Íons mais comuns e suas valências**

|  | Peso | Valência | Peso equivalente |
|---|---|---|---|
| $Al^{+3}$ | 27 | 3 | 9 |
| $NH_4^+$ | 18 | 1 | 18 |
| $Ca^{+2}$ | 40 | 2 | 20 |
| $Fe^{+3}$ | 56 | 3 | 18,7 |
| $Mg^{+2}$ | 24 | 2 | 12 |
| $K^+$ | 39 | 1 | 39 |
| $Na^+$ | 23 | 1 | 23 |
| $HCO_3^-$ | 61 | 1 | 61 |
| $CO_3^{-2}$ | 60 | 2 | 30 |
| $Cl^-$ | 35,5 | 1 | 35,5 |
| $SO_4^{-2}$ | 96 | 2 | 48 |

## PONTOS IMPORTANTES DO CAPÍTULO

É fundamental compreender as unidades mais comuns utilizadas na prescrição de medicamentos, como as unidades de peso, para fazer a conversão correta para a dispensação.

Os cálculos também estão envolvidos em procedimentos muito comuns, como a reconstituição e a rediluição (muito comum em unidade de neonatologia).

Sempre é muito importante deixarmos registrados os cálculos efetuados para preparar a dose prescrita, em especial, em situações que necessitem de rediluição.

# Anexo

## Quadros para consulta

**Medicamentos que alteram a cor da urina**

| Cor | Princípio ativo |
|---|---|
| **Preto** | Fenol |
| | Levodopa |
| | Metildopa |
| | Quinina |
| | Sulfa |
| | Timol |
| **Azul** | Nitrofurantoína |
| | Timol |
| **Azul-esverdeado** | Amitriptilina |
| | Ácido bórico |
| | Timol |
| | Triantereno |
| **Marrom** | Cloroquina |
| | Dipirona |
| | Levodopa |
| | Metildopa |
| | Metronidazol |
| | Nitrofurantoína |
| | Quinina |
| | Sulfa |
| | Timol |
| **Marrom-alaranjado** | Furazolidona |
| **Marrom-avermelhado** | Aloína |
| | Dipirona |
| | Metildopa |
| | Fenilbutazona |
| | Fenitoína |
| | Ibuprofeno |
| | Levodopa |
| | Metronidazol |
| | Fenazopiridina |
| | Rifampicina |
| | Cloroquina |
| | Deferoxamina |
| | Propifenazona |

*(cont.)*

| Cor | Princípio ativo |
|---|---|
| Cor escura | Furazolidona |
| | Levodopa |
| | Metronidazol |
| | Timol |
| Verde | Hidroquinona |
| | Indometacina |
| | Timol |
| Verde-amarelado | Bromofórmio |
| Branco leitoso | Fosfato |
| Laranja | Clorzoxazona |
| | Fenazopiridina |
| | Rifampicina |
| | Varfarina |
| Laranja-avermelhado | Clorzoxazona |
| | Oxamniquina |
| | Fenazopiridina |
| | Rifampicina |
| Pink | Deferoxamina |
| | Dipirona |
| | Doxorrubicina |
| | Fenitoína |
| | Ibuprofeno |
| Púrpura-avermelhada | Clorzoxazona |
| | Ibuprofeno |
| Púrpura | Clorzoxazona |
| Vermelho | Deferoxamina |
| | Dipirona |
| | Doxorrubicina |
| | Ibuprofeno |
| | Metildopa |
| | Fenazopiridina |
| | Fenilbutazona |
| | Fenitoína |
| | Propifenazona |
| | Rifampicina |
| Ferrugem | Aloína |
| | Cloroquina |
| | Furazolidona |
| | Metronidazol |
| | Nitrofurantoína |

*(cont.)*

FARMÁCIA HOSPITALAR

| Cor | Princípio ativo |
| --- | --- |
| Amarelo | Bromofórmio |
| | Nitrofurantoína |
| Amarelo-amarronzado | Aloína |
| | Cloroquina |
| | Furazolidona |
| | Metronidazol |
| | Nitrofurantoína |
| | Sulfa |
| Amarelo-alaranjado | Fenazopiridina |
| | Sulfasalazina |
| | Varfarina |
| Amarelo-pink | Aloína |

Fonte: adaptado de Bolmers *et al.* (2009), Cescon e Juurlink (2009), Cleveland Clinic (2013), Gill (2014), Ku, Park e Yoon (2011), Rawal e Yadav (2015) e Sweetman (2009).

## Características das principais insulinas disponíveis no mercado

| Insulina | Tipo de ação | Início de ação | Pico de ação | Duração | Conservação/ estabilidade | Via de administração |
|---|---|---|---|---|---|---|
| Humalog® (lispro) | Ultrarrápida | De 5 a 10 minutos | De 30 a 60 minutos | De 3 a 5 horas | Conservar em refrigerador (de 2 °C a 8 °C). Não congelar. Proteger da luz. Após aberta, armazenar entre 15 °C e 30 °C por 28 dias, descartando após esse período, mesmo que ainda contenha produto. | SC ou IV |
| Humalog® (lispro) KwikPen | Ultrarrápida | De 5 a 10 minutos | De 30 a 60 minutos | De 3 a 5 horas | Conservar em refrigerador (de 2 °C a 8 °C). Não congelar. Proteger da luz. Após aberta, armazenar entre 15 °C e 30 °C por 28 dias, descartando após esse período, mesmo que ainda contenha produto. | SC ou IV |
| NovoRapid® (aspart) | Ultrarrápida | De 5 a 10 minutos | De 30 a 60 minutos | De 3 a 5 horas | Conservar em refrigerador (de 2 °C a 8 °C). Não congelar. Proteger da luz. Após aberta, armazenar entre 15 °C e 30 °C por até 42 dias (6 semanas), descartando após esse período, mesmo que ainda contenha produto. | SC ou IV |
| Apidra® (glulisine) | Ultrarrápida | De 5 a 10 minutos | De 30 a 60 minutos | De 3 a 5 horas | Conservar (frasco-ampola e refil) em refrigerador (de 2 °C a 8 °C). Não congelar. Proteger da luz. Após aberta (frasco-ampola e caneta), armazenar entre 15 °C e 30 °C por 28 dias, descartando após esse período, mesmo que ainda contenha produto. | SC ou IV |
| Humulin® R | Rápida | 30 minutos | De 2 a 3 horas | De 3 a 6 horas | Conservar (frasco-ampola e refil) em refrigerador (de 2 °C a 8 °C). Não congelar. Proteger da luz. Após aberta (frasco-ampola e caneta), armazenar entre 15 °C e 30 °C por 28 dias, descartando após esse período, mesmo que ainda contenha produto. | SC |
| Novolin® R | Rápida | 30 minutos | De 2 a 3 horas | De 3 a 6 horas | Conservar em refrigerador (de 2 °C a 8 °C). Não congelar. Proteger da luz. Após aberta, armazenar entre 15 °C e 30 °C por até 42 dias (6 semanas), descartando após esse período, mesmo que ainda contenha produto. | SC |

(cont.)

| Insulina | Tipo de ação | Início de ação | Pico de ação | Duração | Conservação/estabilidade | Via de administração |
|---|---|---|---|---|---|---|
| Humulin® N | Intermediária | De 2 a 4 horas | De 4 a 12 horas | De 12 a 18 horas | Conservar em refrigerador (de 2 °C a 8 °C). Não congelar. Proteger da luz. Após aberta, armazenar entre 15 °C e 30 °C por 28 dias, descartando após esse período, mesmo que ainda contenha produto. | SC |
| Novolin® N | Intermediária | De 2 a 4 horas | De 4 a 12 horas | De 12 a 18 horas | Conservar em refrigerador (de 2 °C a 8 °C). Não congelar. Proteger da luz. Após aberta, armazenar entre 15 °C e 30 °C por 28 dias, descartando após esse período, mesmo que ainda contenha produto. | SC |
| Levemir® (detemir) | Lenta | De 1 a 2 horas | De 6 a 8 horas | De 16 a 23 horas | Caneta e frasco: conservar em refrigerador (de 2 °C a 8 °C). Não congelar. Proteger da luz. Após aberta, armazenar entre 15 °C e 30 °C por até 42 dias (6 semanas), descartando após esse período, mesmo que ainda contenha produto. | SC |
| Lantus® (glargina) | Lenta | 1 hora | Praticamente sem pico | 24 horas | Caneta e refil: conservar em refrigerador (de 2 °C a 8 °C). Não congelar. Proteger da luz. Manter o refil em temperatura ambiente de 1 a 2 horas antes de inserir na caneta. Após aberta, armazenar entre 15 °C e 30 °C por até 28 dias, descartando após esse período, mesmo que ainda contenha produto. | SC |
| Tresiba® FlexTouch (degludeca) | Ultralenta | 2 horas | Sem pico | Até 42 horas | Conservar em refrigerador (de 2 °C a 8 °C). Não congelar. Proteger da luz. Após aberta, pode ser mantida sob refrigeração ou entre 15 °C e 30 °C por até 56 dias (8 semanas), descartando após esse período, mesmo que ainda contenha produto. | SC |
| Toujeo® | Ultralenta | 3 horas | Sem pico | Até 36 horas | Conservar em refrigerador (de 2 °C a 8 °C). Não congelar. Proteger da luz. Após aberta, pode ser mantida sob refrigeração ou entre 15 °C e 30 °C por até 42 dias (6 semanas), descartando após esse período, mesmo que ainda contenha produto. | SC |

*(cont.)*

| Insulina | Tipo de ação | Início de ação | Pico de ação | Duração | Conservação/ estabilidade | Via de administração |
|---|---|---|---|---|---|---|
| Humalog® Mix 25/75 KwikPen | Mistura | 30 minutos | De 2 a 4 horas | De 22 a 24 horas | Caneta e refil: conservar em refrigerador (de 2 °C a 8 °C). Não congelar. Proteger da luz. Após aberta, armazenar entre 15 °C e 30 °C por até 28 dias, descartando após esse período, mesmo que ainda contenha produto. | SC |
| Humalog® Mix 50/50 KwikPen | Mistura | 30 minutos | De 2 a 4 horas | De 22 a 24 horas | Caneta e refil: conservar em refrigerador (de 2 °C a 8 °C). Não congelar. Proteger da luz. Após aberta, armazenar entre 15 °C e 30°C por até 28 dias, descartando após esse período, mesmo que ainda contenha produto. | SC |
| Humulin® 70/30 | Mistura | 30 minutos | De 2 a 4 horas | De 22 a 24 horas | Caneta e refil: conservar em refrigerador (de 2 °C a 8 °C). Não congelar. Proteger da luz. Após aberta, armazenar entre 15 °C e 30 °C por até 28 dias, descartando após esse período, mesmo que ainda contenha produto. | SC |
| Novomix® 70/30 | Mistura | De 10 a 20 minutos | De 1 a 4 horas | 24 horas | Caneta e refil: conservar em refrigerador (de 2 °C a 8 °C). Não congelar. Proteger da luz. Após aberta, armazenar entre 15 °C e 30 °C por até 28 dias, descartando após esse período, mesmo que ainda contenha produto. | SC |

Fonte: adaptado das bulas dos medicamentos.

ANEXO

## Misturas de insulinas

▶ Insulina NPH pode ser misturada com insulina regular (NPH + R) ou insulina ultrarrápida (NPH + UR) (asparte, glulisina ou lispro).

▶ Insulinas glargina e detemir não podem ser misturadas com nenhuma outra insulina.

### Como proceder

Para garantir que a insulina rápida e a insulina ultrarrápida mantenham a rapidez da sua ação em todas as doses administradas, é necessário impedir a entrada de ar no frasco no momento de realizar a mistura. Assim, é importante:

▶ injetar as unidades correspondentes da insulina NPH, de ar, no frasco da NPH (não aspirar a insulina);

▶ aspirar primeiro a insulina de ação rápida (R) ou ultrarrápida (lispro).

▶ aspirar, em seguida, a insulina NPH.

▶ checar se as unidades totais de insulina na seringa correspondem à soma de NPH + R ou NPH + UR.

## Fármacos fotossensíveis

| Nome comercial/insumo farmacêutico ativo | Fotossensibilidade |
|---|---|
| Becenun® (carmustina) 100 mg | As soluções reconstituídas e as soluções diluídas em 500 mL de soro fisiológico (SF) 0,9% ou soro glicosado (SG) 5% devem ser protegidas da luz para evitar o aumento das taxas de decomposição da carmustina, e recomenda-se proteção à luz dos frascos de infusão. |
| Fauldcispla® (cisplatina) 10mg, 50 mg e 100 mg | A solução reconstituída em soro fisiológico à temperatura ambiente é estável por 24 horas ao abrigo da luz. |
| Dacarb® (dacarbazina) 200 mg FAP | Quando protegidas da luz, as soluções são estáveis por pelo menos 24 horas em temperatura ambiente (1% de decomposição) e por pelo menos 96 horas sob refrigeração (menos de 1% de decomposição); há estudos relatando que a dacarbazina 4 mg/mL em SF 0,9% exposta à luz direta solar resulta em perda acima de 12% em 30 minutos e formação de coloração rósea em 35 a 40 minutos, exposta à luz indireta resulta em perda de 2% em 30 minutos e protegida da luz ou exposta à luz fluorescente resulta em perda de 4% em 24 horas. |
| Daunoblastina® (daunorrubicina) 20 mg | Soluções de daunorrubicina 100 mg/mL em SF 0,9% ou SG 5% em água são estáveis por pelo menos 43 dias entre 4 °C e 25 °C e protegidas da luz, exibindo não mais que 7% de perda; é recomendável a proteção da solução reconstituída à luz solar. |
| Dobutrex® (dobutamina) 250 mg ap 20 mL | Soluções contendo cloridrato de dobutamina podem exibir uma cor rosada devido à leve oxidação, que aumentará com o tempo, mas não há qualquer perda significativa de potência durante o período de reconstituição; há estudos relatando que 50 mL de cloridrato de dobutamina 2 mg/mL em seringas de propileno à temperatura ambiente e protegidos da luz foram estáveis por pelo menos 8 horas e que cloridrato de dobutamina 10.000 mcg/mL é estável por 24 horas quando protegido da luz; em outro estudo, ocorreu aparecimento de cor amarelada na solução quando exposta por 6 horas à luz solar. |
| Camptosar® (irinotecano) 40 mg e 100 mg fap | As soluções diluídas em SG 5%, mantidas sob refrigeração e protegidas da luz, permanecem física e quimicamente estáveis por 48 horas; o irinotecano está sujeito à fotodegradação, que é acelerada em pH neutro e soluções alcalinas; há relatos de que a exposição à luz UV por 3 dias produziu uma coloração escura na solução e formação de um precipitado amarelo. |

(cont.)

| Nome comercial/insumo farmacêutico ativo | Fotossensibilidade |
|---|---|
| Fauldmetro (metotrexato) 25 mg/mL e 100 mg/mL | A solução injetável deve ser conservada sob refrigeração (temperatura entre 2 °C e 8°C), protegida da luz. Soluções de metotrexato, quando diluídas para atingir concentrações de 1 mg/mL em SF 0,9%, SG 5%, solução de Ringer, solução de Hartmann ou SG 5% em SF 0,9%, retêm sua potência por 24 horas quando armazenadas em temperatura ambiente (entre 15 °C e 30 °C), tanto na presença quanto na ausência de luz fluorescente. Fauldmetro® não contém qualquer conservante. Para evitar a possibilidade de contaminação microbiana, a administração deve ser iniciada logo após a sua preparação. A solução não deve ser utilizada 24 horas após sua preparação, e todos os resíduos devem ser descartados. |
| Nitroprus® (nitroprussiato de sódio) 50 mg fap | O medicamento deve ser conservado em temperatura ambiente, entre 15 °C e 30 °C, e mantido ao abrigo da luz, em local escuro. A solução preliminar é estável por 4 horas ao abrigo da luz. A solução para infusão é estável por até 24 horas protegida da luz. As soluções de nitroprussiato devem ser preparadas extemporaneamente e mantidas protegidas da luz. O envelope fotoprotetor deve ser colocado sobre o equipo de infusão, para proteger o nitroprussiato da ação da luz. |
| Lasix® (furosemida) 40 mg cp | Os comprimidos devem ser mantidos em sua embalagem original, em temperatura ambiente (entre 15 °C e 30 °C) e protegidos da luz. |
| Lasix® (furosemida) 10 mg/mL ap 2 mL | A solução injetável mantém-se estável por aproximadamente 24 horas, após diluição com SF a 0,9% ou solução de Ringer, quando armazenada sob refrigeração ou em temperatura ambiente, protegida da luz. |
| Adrenalina 1 mg/mL ap 1 mL | Quando administrada em infusão contínua, deve ser protegida da luz. Utilizar bolsa protetora e equipo fotossensível. |
| Norepinefrina 1 mg/mL ap 4 mL | Proteger da luz. Ocorre alteração na coloração gradualmente após exposição à luz ou oxidação quando exposta ao ar. Bitartrato de norepinefrina deve ser misturado em soro glicosado, uma vez que as soluções que contêm glicose protegem contra oxidação excessiva e perda de potência subsequente. A administração em soro fisiológico sozinha não é recomendada. |

Fonte: adaptado de IBM ([s. d.]), Trissel (2015) e das bulas dos medicamentos.

## Comparativo de potência dos analgésicos opioides

| Agonista opioide | | Dose equianalgésica | Duração da ação |
|---|---|---|---|
| Morfina | IV/IM/SC | 10 mg | De 4 a 6 horas |
| | Oral | 30 mg | 4 horas |
| | Oral CR* | 30 mg | De 8 a 12 horas |
| | Oral SR** | 30 mg | De 12 a 24 horas |
| | Retal | 10 mg | De 4 a 24 horas*** |
| Codeína | IM/SC | De 120 mg a 130 mg | De 4 a 6 horas |
| | Oral | 200 mg | De 4 a 6 horas |
| Fentanil | IV | 0,1 mg | De 1 a 2 horas |
| | Oral (transmucosa) | De 0,2 mg a 0,4 mg | Menos que 1 hora |
| | Transdérmico | 12,5 mcg/h | De 48 a 72 horas |
| Meperidina**** | IM/SC | De 75 mg a 100 mg | De 2 a 4 horas |
| | Oral | 300 mg | De 3 a 4 horas |
| Metadona | IM/SC | De 5 mg a 10 mg | De 3 a 8 horas |
| | Oral | De 2,5 mg a 15 mg• | De 2 a 10 horas•• |
| Oxicodona | Oral | 20 mg | De 4 a 6 horas |
| | Oral CR | – | 12 horas |
| Tramadol | Oral | 300 mg | De 4 a 6 horas |
| | IV | 100 mg | De 4 a 6 horas |

* CR: liberação controlada.
** SR: liberação sustentada. Permite uma rápida liberação de uma fração do princípio ativo, seguida de uma liberação gradual da dose restante por um período prolongado.
*** Supositórios IR têm duração ligeiramente mais longa do que a morfina por via oral; supositórios CR podem ter 12 ou 24 horas de duração.
**** Não recomendada em adultos para a dor severa; não recomendada em crianças.
• A proporção de dosagem pode aumentar à medida que a dose de morfina aumenta.
•• Aumenta com a administração repetida.

Fonte: adaptado de IBM ([s. d.]), Lexicomp (2017) e Sweetman (2009).

**Medicamentos que contêm corantes em sua composição: suspensão**

| Insumo farmacêutico ativo | Apresentação comercial | Laboratório | Possui algum corante? Sim | Possui algum corante? Não | Observações | Classificação terapêutica |
|---|---|---|---|---|---|---|
| Ácido clavulânico + amoxicilina | Clavulin® 250 mg Fr 100 mL | GSK | | X | Não contém corante. | Penicilina |
| Ácido clavulânico + amoxicilina | Clavulin® BD 400 + 57 mg/5 mL | GSK | | X | Não contém corante. | Penicilina |
| Amoxicilina | Amoxicilina 250 mg/5 mL Susp 150 mL Genérico | Eurofarma | X | | Corante vermelho FD&C nº 3. | Penicilina |
| Azitromicina | Azitromicina 600 mg (40 mg/mL) Genérico | Prati-Donaduzzi | | X | Não contém corante. | Macrolídeo |
| Carbamazepina | Tegretol® 20 mg/mL Fr 100 mL | Novartis | | X | Não contém corante. | Anticonvulsivante |
| Cefadroxila | Cefadroxila 250 mg/5 mL Fr 100 mL Genérico | Eurofarma | | X | Não contém corante. | Cefalosporina 1ª geração |
| Cefalexina | Cefalexina 250 mg/5 mL Fr 100 mg Genérico | Teuto | | X | Não contém corante. | Cefalosporina 1ª geração |
| Cefalexina | Keflex® 250 mg Fr 100 mL | Bagó | X | | Amarelo FD&C com laca de alumínio (amarelo crepúsculo). Amarelo FD&C nº 5 com laca de alumínio (tartrazina). | Cefalosporina 1ª geração |
| Cefuroxima | Zinnat® 250 mg Fr 50 mL | Glaxo | | X | Não contém corante. | Cefalosporina 2ª geração |
| Claritromicina | Klaricid® 250 mg/5mL Fr 60 mL | Abbott | | X | Não contém corante. | Macrolídeo |

(cont.)

| Insumo farmacêutico ativo | Apresentação comercial | Laboratório | Suspensão | | Observações | Classificação terapêutica |
|---|---|---|---|---|---|---|
| | | | Possui algum corante? | | | |
| | | | Sim | Não | | |
| Domperidona | Motilium® Fr 100 mL | Janssen | | X | Não contém corante. | Antiemético |
| Fenoximetilpenicilina potássica | Pen-Ve-Oral® Fr 60 mL | Eurofarma | X | | Corante amarelo e corante. vermelho. | Penicilina |
| Hidróxido de alumínio + hidróxido de magnésio + dimeticona | Mylanta® Plus Fr 240 mL Sabor Menta | Johnson & Johnson | | X | Não contém corante. | Redutor da acidez gástrica |
| Hidróxido de magnésio | Leite de Magnésia – Phillips® Fr 120 mL | GSK | | X | Não contém corante. | Laxante |
| Metronidazol | Benzoilmetronidazol 4% Suspensão Oral Fr 80 mL | Prati-Donaduzzi | X | | Corante vermelho eritrosina | Antiparasitário |
| Nistatina | Nistatina 100.000/mL Sol. Oral Fr 50 mL Genérico | Cristália | | X | Não contém corante. | Antifúngico |
| Oxcarbazepina | Trileptal® 6% Fr 100 mL | Novartis | | X | Não contém corante. | Anticonvulsivante |
| Pamoato de pirvínio | Pyr-Pam® Fr 40 mL | UCI-Farma | | X | Não contém corante. | Antiparasitário sistêmico |
| Sulfametoxazol + trimetoprima | Bactrim® 200 + 40 mg/ 5 mL Fr 100 mL | Roche | | X | Não contém corante. | Sulfa sistêmica |

Fonte: adaptado das bulas dos medicamentos.

**Validade de líquidos orais extemporâneos (suspensões que necessitam de reconstituição)**

| Insumo farmacêutico ativo | Nome comercial | Laboratório | Estabilidade após reconstituição |
|---|---|---|---|
| Amoxicilina | Amoxicilina 250 mg Suspensão | Eurofarma | 14 dias em temperatura ambiente (de 15 °C a 30 °C) |
| Amoxicilina + ácido clavulânico | Clavulin® 250 mg Suspensão | GSK | 7 dias sob refrigeração (de 2 °C a 8 °C) |
| Amoxicilina + ácido clavulânico | Clavulin® BD 400 mg Suspensão | GSK | 7 dias sob refrigeração (de 2 °C a 8 °C) |
| Azitromicina | Azitromicina 600 mg Suspensão | Prati-Donaduzzi | 5 dias em temperatura ambiente (de 15 °C a 30 °C) |
| Cefadroxila | Cefadroxila 250 mg Suspensão | Sandoz | 14 dias em temperatura ambiente (de 15 °C a 30 °C) |
| Cefuroxima | Zinnat® 250 mg/5 mL Suspensão | GSK | 10 dias sob refrigeração (de 2 °C a 8 °C) |
| Claritromicina | Klaricid® 125 mg Suspensão | Abbott | 14 dias em temperatura ambiente (de 15 °C a 30 °C) |
| Fenoximetilpenicilina | Pen-Ve® Suspensão 400.000 UI/5 mL | Eurofarma | 7 dias em temperatura ambiente (de 15 °C a 30 °C) |
| Oxcarbazepina | Trileptal® SS 6% (60 mg/mL) Suspensão | Novartis | 7 semanas (49 dias) em temperatura ambiente (de 15 °C a 30 °C) |
| Pamoato de pirvínio | Pyr-Pam® 10 mg/mL Suspensão | UCI-Farma | 6 meses em temperatura ambiente (de 15 °C a 30 °C) |

Fonte: adaptado das bulas dos medicamentos.

**Correspondências iônicas**

| Substância | Quantidade de íons (mMol) | Quantidade de íons (mEq) |
|---|---|---|
| Bicarbonato (1 g) | 16,3 mMol de HCO3- | 16,3 mEq de HCO3- |
| Fósforo (1 g) | 32,2 mMol de HPO4-- | 64,5 mEq de HPO4-- |
| Potássio (1 g) | 26,0 mMol | 26 mEq de K+ |
| Sódio (1 g) | 43,5 mMol | 43,5 mEq de Na+ |
| Sulfato (1 g) | 31,2 mMol de SO4-- | 62,5 mEq de SO4-- |
| Bicarbonato de sódio (1 g) | 11,9 mMol de Na+ | 11,9 mEq de Na+ |
| Cálcio (1 g) | 25,0 mMol | 50 mEq de Ca++ |
| Cálcio acetato anidro (1 g) | 6,3 mMol de Ca++ | 12,6 mEq de Ca++ |
| Carbonato de cálcio (1 g) | 10 mMol de Ca++ | 20 mEq de Ca++ |
| Citrato de cálcio (1 g) (tetra-hidratado) | 5,3 mMol de Ca++ | 10,5 mEq de Ca++ |
| Citrato de potássio (1 g) (anidro) | 9,8 mMol de K+ | 9,8 mEq de K+ |
| Citrato de potássio (1 g) (monoidratado) | 9,3 mMol de K+ | 9,3 mEq de K+ |
| Cloreto de cálcio (1 g) (di-hidratado) | 6,8 mMol de Ca++ | 13,6 mEq de Ca++ |
| Cloreto de cálcio (1 g) (hexaidratado) | 4,6 mMol de Ca++ | 9,1 mEq de Ca++ |
| Cloreto de magnésio (1 g) (hexaidratado) | 4,9 mMol de Mg++ | 9,8 mEq de Mg++ |
| Cloreto de potássio (1 g) | 13,4 mMol de K+ | 13,4 mEq de K+ |
| Cloreto de sódio (1 g) | 17,0 mMol de Na+ | 17 mEq de Na+ |

(cont.)

| Substância | Quantidade de íons (mMol) | Quantidade de íons (mEq) |
|---|---|---|
| Fosfato de cálcio (1 g) | 10,0 mMol de Ca++ | 19,9 mEq de Ca++ |
| Fosfato de magnésio pentaidratado (1 g) | 8,5 mMol de Mg++ | 17 mEq de Mg++ |
| Fósforo (1 g) | 32,2 mMol de HP04- | 32,2 mEq de H2P04- |
| Glicerofosfato de cálcio (1 g) (anidro) | 4,8 mMol de Ca++ | 9,5 mEq de Ca++ |
| Glicerofosfato de magnésio (1 g) (anidro) | 5,1 mMol de Mg++ | 10,3 mEq de Mg++ |
| Gluconato de cálcio (1 g) | 2,2 mMol de Ca++ | 4,5 mEq de Ca++ |
| Gluconato de magnésio (1 g) (anidro) | 2,4 mMol de Mg++ | 4,8 mEq de Mg++ |
| Gluconato de potássio (1 g) (anidro) | 4,3 mMol de K+ | 4,3 mEq de K+ |
| Gluconato de potássio (1 g) (monoidratado) | 4,0 mMol de K+ | 4,0 mEq de K+ |
| Hidrogenofosfato de cálcio (di-hidratado) (1 g) CaHP04 | 5,8 mMol de Ca++ | 11,6 mEq de Ca++ |
| Lactato de cálcio (1 g) (anidro) | 4,6 mMol de Ca++ | 9,2 mEq de Ca++ |
| Lactato de cálcio (1 g) (pentaidratado) | 3,2 mMol de Ca++ | 6,5 mEq de Ca++ |
| Lactato de cálcio (1 g) (tri-hidratado) | 3,7 mMol de Ca++ | 7,3 mEq de Ca++ |
| Lactobionato de cálcio (1 g) (di-hidratado) | 1,3 mMol de Ca++ | 2,5 mEq de Ca++ |
| Magnésio (1 g) | 41,0 mMol | 82 mEq de Mg++ |
| Pidolato de cálcio (1 g) (anidro) | 3,4 mMol de Ca++ | 6,7 mEq de Ca++ |
| Sulfato de magnésio (1 g) (heptaidratado) | 4,1 mMol de Mg++ | 8,1 mEq de Mg++ |
| Sulfato de potássio (1 g) (anidro) | 11,5 mMol de K+ | 11,5 mEq de K+ |

Fonte: adaptado de Sweetman (2009).

# Referências

AGÊNCIA NACIONAL DE VIGILÂNCIA SANITÁRIA (ANVISA). Higiene das mãos: segundos que salvam vidas. **Gov.br**. 5 maio 2021. Disponível em: https://www.gov.br/anvisa/pt-br/assuntos/noticias-anvisa/2021/higiene-das-maos-segundos-que-salvam-vidas. Acesso em: 29 maio 2021.

ALBUQUERQUE, P. M. S. *et al.* Identificação de erros na dispensação de medicamentos em um hospital oncológico. **Revista Brasileira de Farmácia Hospitalar e Serviços de Saúde**, v. 3, n. 1, São Paulo, p. 15-18, jan./mar. 2012.

ALMEIDA, I. G.; BARROSO, K. A. Gestão de estoque nos hospitais da rede particular. **Revista Científica Multidisciplinar Núcleo do Conhecimento**, v. 6, ano 4, n. 12, p. 121-130, dez. 2019. Disponível em: https://www.nucleodoconhecimento.com.br/contabilidade/estoque-nos-hospitais. Acesso em: 31 mar. 2021.

ALMEIDA, L. Cadeia do frio: logística e controle de temperatura. **Nexxto**. 2020a. Disponível em: https://nexxto.com/cadeia-do-frio-logistica-e-controle-de-temperatura. Acesso em: 11 abr. 2021.

ALMEIDA, L. Monitoramento e armazenamento de vacinas: diretrizes e métodos adequados. **Nexxto**. 27 maio 2020b. Disponível em: https://nexxto.com/monitoramento-e-armazenamento-de-vacinas-diretrizes-e-metodos-adequados/. Acesso em: 12 abr. 2021.

ALMEIDA, S. M. *et al.* Use of a trigger tool to detect adverse drug reactions in an emergency department. **BMC Pharmacology and Toxicology**, v. 18, n. 71, 15 nov. 2017.

AMERICAN SOCIETY OF HEALTH-SYSTEM PHARMACISTS (ASHP). ASHP guidelines on formulary system management. **American Journal of Hospital Pharmacy**, v. 49, n. 3, p. 648-652, 1992.

AMERICAN SOCIETY OF HEALTH-SYSTEM PHARMACISTS (ASHP). ASHP guidelines on quality assurance for pharmacy-prepared sterile products. **American Journal of Hospital Pharmacy**, v. 57, n. 12, p. 1150-1169, 2000.

AMERICAN SOCIETY OF HEALTH-SYSTEM PHARMACISTS (ASHP). ASHP technical assistance bulletin on hospital drug distribution and control. **American Journal of Hospital Pharmacy**, v. 37, p. 1097-1103, 1980.

ANDRADE, C. C. Farmacêutico em oncologia: interfaces administrativas e clínicas. **Pharmacia Brasileira**, p. 1-24, mar./abr. 2009.

AQUINO, D. S. Por que o uso racional de medicamentos deve ser uma prioridade? **Ciência & Saúde Coletiva**, v. 13, p. 733-736, abr. 2008.

ASSOCIAÇÃO BRASILEIRA DE NORMAS TÉCNICAS (ABNT). **ABNT NBR 7500:2021**. ABNT, 2021. Disponível em: https://www.abntcatalogo. com.br/norma.aspx?ID=467580. Acesso em: 7 out. 2021.

ASSOCIAÇÃO BRASILEIRA DE NORMAS TÉCNICAS (ABNT). **ABNT NBR 13700**: Áreas limpas – Classificação e controle de contaminação. ABNT, 1996.

ASSOCIAÇÃO BRASILEIRA DE NORMAS TÉCNICAS (ABNT). **ABNT NBR 14644**. ABNT, 2009a.

ASSOCIAÇÃO BRASILEIRA DE NORMAS TÉCNICAS (ABNT). **ABNT NBR 15767**: Equipamentos de Fluxo Unidirecional (EFU) – Requisitos e métodos de ensaio. ABNT, 2009b.

ASSOCIAÇÃO BRASILEIRA DE NORMAS TÉCNICAS (ABNT). **ABNT NBR ISO 14644-1**: Salas limpas e ambientes controlados associados. ABNT, 2005.

ASSOCIAÇÃO NACIONAL DE HOSPITAIS PRIVADOS (ANAHP). Cartilha de Gerenciamento de Resíduos de Serviços de Saúde (RSS). **ANAHP**. 2021. Disponível em: https://conteudo.anahp.com.br/cartilha-gerenciamento-de-rss. Acesso em: 8 maio 2021.

BALLOU, R. H. **Logística empresarial**: transportes, administração de materiais e distribuição física. São Paulo: Atlas, 1993.

BARBIERI, J. C.; MACHLINE, C. **Logística hospitalar**: teoria e prática. São Paulo: Saraiva, 2006.

BILLSTEIN-LEBER, M *et al*. ASHP guidelines on preventing medication errors in hospitals. **American Journal of Health-System Pharmacy**, v. 75, n. 19, p. 1493-1517, 2018.

BOLMERS, M. D. *et al*. Green urine, but no infection. **The Lancet**, v. 374, n. 9700, p. 1566, 31 out. 2009.

BRASIL. **Lei nº 5.991, de 17 de dezembro de 1973**. Dispõe sobre o Controle Sanitário do Comércio de Drogas, Medicamentos, Insumos Farmacêuticos e Correlatos, e dá outras Providências. Brasília, DF, 1973.

# REFERÊNCIAS

BRASIL. **Lei nº 12.305, de 2 de agosto de 2010**. Institui a Política Nacional de Resíduos Sólidos; altera a Lei nº 9.605, de 12 de fevereiro de 1998; e dá outras providências. Brasília, DF, 2010a.

BRASIL. **NR 5 – Comissão Interna de Prevenção de Acidentes**. Aprovada pela Portaria MTP nº 422, de 7 de outubro de 2021. Brasília, DF, 2021a.

BRASIL. **NR 6 – Equipamento de Proteção Individual**. Aprovada pela Portaria MTB 877, de 24 de outubro de 2018. Brasília, DF, 2018a.

BRASIL. **NR 9 – Avaliação e Controle das Exposições Ocupacionais a Agentes Físicos, Químicos e Biológicos**. Aprovada pela Portaria SEPRT nº 6.735, de 10 de março de 2020. Brasília, DF, 2020a.

BRASIL. **Portaria SSST nº 25, de 29 de dezembro de 1994**. Aprova a Norma Regulamentadora nº 9 – Riscos Ambientais, e dá outras providências. Brasília, DF, 1994a.

BRASIL. Agência Nacional de Vigilância Sanitária (Anvisa). **Guia do Sistema Nacional de Controle de Medicamentos**. Brasília, DF, 16 out. 2020b. Disponível em: https://www.gov.br/anvisa/pt-br/assuntos/fiscalizacao-e-monitoramento/rastreabilidade/documentacao-tecnica. Acesso em: 29 set. 2021.

BRASIL. Agência Nacional de Vigilância Sanitária (Anvisa). Higiene das mãos: segundos que salvam vidas. **Gov.br**. Brasília, 5 maio 2021b. Disponível em: https://www.gov.br/anvisa/pt-br/assuntos/noticias-anvisa/2021/higiene-das-maos-segundos-que-salvam-vidas. Acesso em: 29 maio 2021.

BRASIL. Agência Nacional de Vigilância Sanitária (Anvisa). **Lei nº 11.903, de 14 de janeiro de 2009**. Dispõe sobre o rastreamento da produção e do consumo de medicamentos por meio de tecnologia de captura, armazenamento e transmissão eletrônica de dados. Brasília, DF, 2009a.

BRASIL. Agência Nacional de Vigilância Sanitária (Anvisa). O que é farmacovigilância? **Gov.br**. [*s. d.*]. Disponível em: http://portal.anvisa. gov.br/farmacovigilancia/saiba-mais. Acesso em: 6 out. 2021.

BRASIL. Agência Nacional de Vigilância Sanitária (Anvisa). **Portaria nº 801, de 7 de outubro de 1998**. Brasília, DF, 1998a.

BRASIL. Agência Nacional de Vigilância Sanitária (Anvisa). **Resolução – RDC nº 17, de 16 de abril de 2010**. Dispõe sobre as Boas Práticas de Fabricação de Medicamentos. Brasília, DF, 2010b. Disponível em: http://bvsms.saude.gov.br/bvs/saudelegis/anvisa/2010/res0017_16_04_2010.html. Acesso em: 6 out. 2021.

BRASIL. Agência Nacional de Vigilância Sanitária (Anvisa). **Resolução – RDC nº 63, de 25 de novembro de 2011**. Dispõe sobre os Requisitos de Boas Práticas de Funcionamento para os Serviços de Saúde. Brasília, DF, 2011.

BRASIL. Agência Nacional de Vigilância Sanitária (Anvisa). **Resolução – RDC nº 67, de 8 de outubro de 2007**. Dispõe sobre Boas Práticas de Manipulação de Preparações Magistrais e Oficinais para Uso Humano em farmácias. Brasília, DF, 2007.

BRASIL. Agência Nacional de Vigilância Sanitária (Anvisa). **Resolução – RDC nº 71, de 22 de dezembro de 2009**. Estabelece regras para a rotulagem de medicamentos. Brasília, DF, 2009b.

BRASIL. Agência Nacional de Vigilância Sanitária (Anvisa). **Resolução – RDC nº 157, de 11 de maio de 2017**. Dispõe sobre a implantação do Sistema Nacional de Controle de Medicamentos e os mecanismos e procedimentos para rastreamento de medicamentos e dá outras providências. Brasília, DF, 2017.

BRASIL. Agência Nacional de Vigilância Sanitária (Anvisa). **Resolução – RDC nº 220, de 21 de setembro de 2004**. Brasília, DF, 2004a.

BRASIL. Agência Nacional de Vigilância Sanitária (Anvisa). **Resolução – RDC nº 222, de 28 de março de 2018**. Regulamenta as Boas Práticas de Gerenciamento dos Resíduos de Serviços de Saúde e dá outras providências. Brasília, DF, 2018b.

BRASIL. Agência Nacional de Vigilância Sanitária (Anvisa). **Resolução – RDC nº 301, de 21 de agosto de 2019**. Dispõe sobre as Diretrizes Gerais de Boas Práticas de Fabricação de Medicamentos. Brasília, DF, 2019a.

BRASIL. Agência Nacional de Vigilância Sanitária (Anvisa). **Resolução – RDC nº 319, de 12 de novembro de 2019**. Dispõe sobre a fase de implementação do Sistema Nacional de Controle de Medicamentos. Brasília, DF, 2019b.

BRASIL. Agência Nacional de Vigilância Sanitária (Anvisa). **Resolução – RDC nº 430, de 8 de outubro de 2020**. Dispõe sobre as Boas Práticas de Distribuição, Armazenagem e de Transporte de Medicamentos. Brasília, DF, 2020c.

BRASIL. Agência Nacional de Vigilância Sanitária (Anvisa). **Resolução de Diretoria Colegiada – RDC nº 388, de 26 de maio de 2020**. Altera a Resolução de Diretoria Colegiada – RDC nº 301, de 21 de agosto de 2019, que dispõe sobre as Diretrizes Gerais de Boas Práticas de Fabricação de Medicamentos. Brasília, DF, 2020d.

## REFERÊNCIAS

BRASIL. Agência Nacional de Vigilância Sanitária (Anvisa). **Segurança no ambiente hospitalar**. Brasília, DF: Anvisa, 2020e. Disponível em: https://www.gov.br/anvisa/pt-br/centraisdeconteudo/publicacoes/servicosdesaude/publicacoes. Acesso em: 23 maio 2021.

BRASIL. Agência Nacional de Vigilância Sanitária (Anvisa). Sistema de Notificações para a Vigilância Sanitária (Notivisa). **Anvisa**. 2021c. Disponível em: https://www8.anvisa.gov.br/notivisa/frmlogin.asp. Acesso em: 6 out. 2021.

BRASIL. Agência Nacional de Vigilância Sanitária (Anvisa). VigiMed: saiba mais. **Gov.br**. 14 maio 2021d. Disponível em: https://www.gov.br/anvisa/pt-br/assuntos/fiscalizacao-e-monitoramento/notificacoes/vigimed/vigimed-saiba-mais. Acesso em: 6 out. 2021.

BRASIL. Câmara dos Deputados. **Projeto de Lei nº 4.756/2020**. Brasília, DF, 2020f.

BRASIL. Centro de Vigilância Sanitária (CVS). **Portaria CVS nº 21, de 10/09/2008**. Brasília, DF, 2008. Disponível em: http://www.cvs.saude.sp.gov.br/pdf/08pcvs21.pdf. Acesso em: 7 out. 2021.

BRASIL. Congresso Nacional. **Lei nº 12.305, de 2 de agosto de 2010**. Institui a Política Nacional de Resíduos Sólidos; altera a Lei nº 9.605, de 12 de fevereiro de 1998; e dá outras providências. Brasília, DF, 2010c.

BRASIL. Conselho Nacional do Meio Ambiente (Conama). **Resolução Conama nº 275, de 25 de abril de 2001**. Estabelece o código de cores para os diferentes tipos de resíduos, a ser adotado na identificação de coletores e transportadores, bem como nas campanhas informativas para a coleta seletiva. Brasília, DF, 2001a.

BRASIL. Conselho Nacional do Meio Ambiente (Conama). **Resolução Conama nº 358, de 29 de abril de 2005**. Dispõe sobre o tratamento e a disposição final dos resíduos dos serviços de saúde e dá outras providências. Brasília, DF, 2005a.

BRASIL. Ministério da Justiça. **Portaria nº 240, de 12 de março de 2019**. Estabelece procedimentos para o controle e a fiscalização de produtos químicos e define os produtos químicos sujeitos a controle pela Polícia Federal. Brasília, DF, 2019c.

BRASIL. Ministério da Saúde. Cadastro Nacional de Estabelecimentos de Saúde (CNES). **CNES**. 2022. Disponível em: https://cnes.datasus.gov.br. Acesso em: 13 jul. 2022.

BRASIL. Ministério da Saúde. Coordenação de Controle de Infecção Hospitalar. **Guia básico para a farmácia hospitalar**. Brasília, DF, 1994b.

BRASIL. Ministério da Saúde. **Instrução Normativa nº 35, de 21 de agosto de 2019**. Dispõe sobre as Boas Práticas de Fabricação Complementares a Medicamentos Estéreis. Brasília, DF, 2019d.

BRASIL. Ministério da Saúde. **Lei nº 13.732, de 8 de novembro de 2018**. Altera a Lei nº 5.991, de 17 de dezembro de 1973, que dispõe sobre o Controle Sanitário do Comércio de Drogas, Medicamentos, Insumos Farmacêuticos e Correlatos, para definir que a receita tem validade em todo o território nacional, independentemente da unidade federada em que tenha sido emitida. Brasília, DF, 2018c.

BRASIL. Ministério da Saúde. **Plano Nacional de Operacionalização da Vacinação Contra a Covid-19**. 11. ed. Brasília, DF, 7 out. 2021e. Disponível em: https://www.gov.br/saude/pt-br/coronavirus/publicacoes-tecnicas/guias-e-planos/plano-nacional-de-vacinacao-covid-19. Acesso em: 28 jan. 2022.

BRASIL. Ministério da Saúde. **Portaria nº 529, de 1º de abril de 2013**. Institui o Programa Nacional de Segurança do Paciente (PNSP). Brasília, DF, 2013a. Disponível em: https://bvsms.saude.gov.br/bvs/saudelegis/gm/2013/prt0529_01_04_2013.html. Acesso em: 7 jul. 2022.

BRASIL. Ministério da Saúde. **Portaria nº 1.377, de 9 de julho de 2013**. Brasília, 2013b. Aprova os Protocolos de Segurança do Paciente. Disponível em: https://bvsms.saude.gov.br/bvs/saudelegis/gm/2013/prt1377_09_07_2013.html. Acesso em: 27 jan. 2022.

BRASIL. Ministério da Saúde. **Portaria nº 2.095, de 24 de setembro de 2013**. Aprova os Protocolos Básicos de Segurança do Paciente. Anexo 01: Protocolo para a prática de higiene das mãos em serviços de saúde. Brasília, DF, 2013c.

BRASIL. Ministério da Saúde. **Resolução nº 338, de 6 de maio de 2004**. Brasília, DF, 2004b.

BRASIL. Ministério do Trabalho. **Portaria nº 3.214, de 8 de junho de 1978**. Aprova as Normas Regulamentadoras – NR – do Capítulo V, Título II, da Consolidação das Leis do Trabalho, relativas a Segurança e Medicina do Trabalho. Brasília, DF, 1978.

BRASIL. Ministério do Trabalho e Emprego. **Norma Regulamentar nº 32/2005**. Segurança e saúde no trabalho em serviços de saúde. Portaria MTE 485. Brasília, DF, 2005b.

# REFERÊNCIAS

BRASIL. Secretaria de Políticas de Saúde. Departamento de Atenção Básica. **Política nacional de medicamentos**. Brasília, DF, 2001b.

BRASIL. Secretaria de Vigilância em Saúde. **Portaria nº 344, de 12 de maio de 1998**. Aprova o Regulamento Técnico sobre substâncias e medicamentos sujeitos a controle especial. Brasília, DF, 1998b.

BRASIL. Secretaria de Vigilância em Saúde. Departamento de Vigilância das Doenças Transmissíveis. **Manual de Rede de Frio do Programa Nacional de Imunizações**. 4. ed. Brasília, DF, 2013c. Disponível em: https://bvsms.saude.gov.br/bvs/publicacoes/manual_rede_frio4ed.pdf. Acesso em: 30 set. 2021.

BUCHANAN, E. C. *et al*. Principles of sterile products preparation. ASHP guidelines on formulary system management. **American Journal of Hospital Pharmacy**, 1995.

CAVALLINI, M. E.; BISSON, M. P. **Farmácia hospitalar**: um enfoque em sistemas de saúde. 2. ed. Barueri: Manole, 2010.

CENTERS FOR DISEASE CONTROL AND PREVENTION (CDC). The National Institute for Occupational Safety and Health (NIOSH). **CDC**. 2016. Disponível em: https://www.cdc.gov/niosh/index.htm. Acesso em: 7 out. 2021.

CESCON, D. W.; JUURLINK, D. N. Discoloration of skin and urine after treatment with hydroxocobalamin for cyanide poisoning. **CMAJ**, v. 180, n. 2, p. 251, 20 jan. 2009.

CICCARELLO, Christy *et al*. ASHP guidelines on the pharmacy and therapeutics committee and the formulary system. **American Journal of Health-System Pharmacy**, v. 78, n. 10, 15 maio 2021. Disponível em: https://www.ashp.org/-/media/assets/policy-guidelines/docs/guidelines/gdl-pharmacy-therapeutics-committee-formulary-system.ashx. Acesso em: 28 set. 2021.

CLEVELAND CLINIC. What the color of your urine says about you. **Cleveland Clinic**. 2013. Disponível em: http://health.clevelandclinic.org/2013/10/what-the-color-of-your-urine-says-about-you-infographic. Acesso em: 8 jan. 2017.

CONFEDERAÇÃO NACIONAL DE SAÚDE (CNSAÚDE). Home page. **CNSaúde**. 2022. Disponível em: http://cnsaude.org.br/. Acesso em: 27 jan. 2022.

CONSELHO FEDERAL DE FARMÁCIA (CFF). Farmácia hospitalar. Comissão de Farmácia Hospitalar e Terapêutica. **Revista Pharmacia**

**Brasileira**, n. 83, out./nov. 2011. Disponível em: https://www.cff.org.br/sistemas/geral/revista/pdf/134/encarte_farmacia_hospitalar_pb81.pdf. Acesso em: 28 set. 2021.

CONSELHO FEDERAL DE FARMÁCIA (CFF). **Resolução nº 357, de 20 de abril de 2001**. Aprova o regulamento técnico das Boas Práticas de Farmácia. Brasília, DF, 2001.

CONSELHO FEDERAL DE FARMÁCIA (CFF). **Resolução nº 492, de 26 de novembro de 2008**. Regulamenta o exercício profissional nos serviços de atendimento pré-hospitalar, na farmácia hospitalar e em outros serviços de saúde, de natureza pública ou privada. Brasília, DF, 2008.

CONSELHO FEDERAL DE FARMÁCIA (CFF). **Resolução nº 640, de 27 de abril de 2017**. Dá nova redação ao artigo 1º da Resolução/CFF nº 623/16, estabelecendo titulação mínima para a atuação do farmacêutico em oncologia. Brasília, DF, 2017.

CONSELHO REGIONAL DE FARMÁCIA DO ESTADO DE SÃO PAULO (CRF-SP). Farmacovigilância: a importância da notificação de reações adversas e queixas técnicas pelo farmacêutico. **CRF-SP**. 22 set. 2015. Disponível em: http://www.crfsp.org.br/orienta%C3%A7%C3%A3o-farmac%C3%AAutica/644-fiscalizacao-parceira/geral/6874-a-importancia-da-farmacovigilancia.html. Acesso em: 6 out. 2021.

CONSELHO REGIONAL DE FARMÁCIA DO ESTADO DE SÃO PAULO (CRF-SP). Resolução nº 357, de 20 de abril de 2001. **CRF-SP**. [*s. d.*]. Disponível em: http://crfsp.org.br/joomla/index.php?option=com_content&view=article&id=116:resolucao-no-357-de-20-de-abril-de-2001-cff&catid=113:legislacao. Acesso em: 1º fev. 2021.

CONSELHO REGIONAL DE FARMÁCIA DO ESTADO DE SÃO PAULO (CRF-SP). Departamento de Apoio Técnico e Educação Permanente. Comissão Assessora de Farmácia Hospitalar. **Farmácia hospitalar**. 4. ed. São Paulo: CRF-SP, 2019. Disponível em: http://www.crfsp.org.br/images/cartilhas/hospitalar.pdf. Acesso em: 28 set. 2021.

CONSÓRCIO BRASILEIRO DE ACREDITAÇÃO (CBA). Acreditação: relação de instituições acreditadas. **CBA**. [*s. d.*]. Disponível em: https://cbacred.org.br/site/acreditacao/instituicoes-acreditadas/. Acesso em: 13 jul. 2022.

DANTAS, S. C. C. Farmácia e controle das infecções hospitalares. **Revista Pharmacia Brasileira**, n. 80, fev./mar. 2011. Disponível em: https://

www.cff.org.br/revista.php?id=130&titulo=Revista+Pharmacia+Brasile ira+-+N%C3%BAmero+80. Acesso em: 28 set. 2021.

DNV. Accredited hospitals. **DNV**. [*s. d.*]. Disponível em: https: https://www. dnv.com/assurance/healthcare/accredited-hospitals.html. Acesso em: 13 jul. 2022.

DOMICIANO, M. A. Erros de medicação: aspectos relativos à prática do farmacêutico. *In*: HARADA, M. J. C. S. *et al.* **O erro humano e a segurança do paciente**. São Paulo: Atheneu, 2006.

FERRACINI, F. T.; BORGES FILHO, W. M. **Farmácia clínica**: segurança na prática hospitalar. 2. ed. São Paulo: Atheneu, 2011.

FERRACINI, F. T.; BORGES FILHO, W. M. **Prática farmacêutica no ambiente hospitalar**: do planejamento à realização. 2. ed. São Paulo: Atheneu, 2010.

FIGUEIRAS, A.; NAPCHAN, B. M.; MENDES, G. B. **Farmacovigilância**: ação na reação. São Paulo: Secretaria de Estado da Saúde de São Paulo, 2002.

FUNDAÇÃO PARA O PRÊMIO NACIONAL DA QUALIDADE (FPNQ). **Critérios de excelência**: o estado da arte da gestão para a excelência do desempenho e o aumento da competitividade. FPNQ, 2005.

GILL, B. C. Discoloration, urine. **Medscape**. 14 maio 2014. Disponível em: http://emedicine.medscape.com/article/2172371-overview. Acesso em: 27 jan. 2022.

GOLDSPIEL, B. *et al.* ASHP guidelines on preventing medication errors with chemotherapy and biotherapy. **American Journal of Health-System Pharmacy**, v. 72, n. 8, p. 6-35, abr. 2015.

GOMES, M. J. V. M.; REIS, A. M. M. **Ciências farmacêuticas**: uma abordagem em farmácia hospitalar. São Paulo: Atheneu, 2000.

GRIFFIN, F. A.; RESAR, R. K. **IHI global trigger tool for measuring adverse events**. 2. ed. IHI Innovation Series white paper. Cambridge: Institute for Healthcare Improvement, 2009.

GS1 BRASIL – ASSOCIAÇÃO BRASILEIRA DE AUTOMAÇÃO. **Guia de apoio à codificação de medicamentos**: para atender à RDC 157/2017 e RDC 319/19 (versão 4). [*s. d.*]. Disponível em: https://www.gs1br. org/conteudo/materiais-tecnicos/MateriaisTecnicos/Guia%20de%20 Apoio%20%C3%A0%20Codifica%C3%A7%C3%A3o%20de%20 Medicamentos.pdf. Acesso em: 29 set. 2021.

HEINDEL, G. A.; MCINTYRE, C. M. Contemporary challenges and novel strategies for health-system formulary management. **American Journal of Health-System Pharmacy**, v. 75, n. 8, p. 556-560, abr. 2018.

HOSPITAL ISRAELITA ALBERT EINSTEIN. **Manual farmacêutico do Hospital Israelita Albert Einstein**. [*s. d.*].

HOSPITAL ISRAELITA ALBERT EINSTEIN. **Metas internacionais**: segurança do paciente. Joint Commission International, maio 2021. Disponível em: https://medicalsuite.einstein.br/pratica-medica/guias-e-protocolos/Documents/Book%20Educativo%20JCI%20%20-%20IPSG%20-%20Metas%20Internacionais%20de%20Seguran%C3%A7a%20do%20Paciente.pdf. Acesso em: 4 out. 2021.

HOSPITAL ISRAELITA ALBERT EINSTEIN. **Serviços Especializados em Engenharia de Segurança e em Medicina do Trabalho (SESMT)**. 2020.

HOSPITAL NEWS. A medication distribution system that delivers highest standard of patient care. **Hospital News**. 1º nov. 2006. Disponível em: https://hospitalnews.com/a-medication-distribution-system-that-delivers-highest-standard-of-patient-care/. Acesso em: 11 maio 2021.

HOSPITAL UNIVERSITÁRIO PROFESSOR POLYDORO ERNANI DE SÃO THIAGO. História da farmácia. **Histórico**. [*s. d.*]. Disponível em: http://www.hu.ufsc.br/setores/farmacia/historico/. Acesso em: 28 set. 2021.

HUNT, M. L. **Training manual for intravenous admixture personnel**. Taylor Trade Publishing, 1995.

IBM. Micromedex® 2.0. **IBM**. [*s. d.*]. Disponível em: http://www.micromedexsolutions.com. Acesso em: 20 jun. 2017.

INSTITUTO PARA PRÁTICAS SEGURAS NO USO DE MEDICAMENTOS (ISMP BRASIL). Gerência de Farmacovigilância da Anvisa lança pesquisa para conhecer o perfil dos notificadores de eventos adversos de medicamentos. **Boletim ISMP Brasil**, v. 8, n. 3, fev. 2019a. Disponível em: https://www.ismp-brasil.org/site/wp-content/uploads/2019/02/615-boletim-ismp-fevereiro-2019.pdf. Acesso em: 28 jan. 2022.

INSTITUTO PARA PRÁTICAS SEGURAS NO USO DE MEDICAMENTOS (ISMP BRASIL). Medicamentos potencialmente perigosos de uso hospitalar: lista atualizada 2019. **Boletim ISMP Brasil**, v. 8, n. 3, p. 2-9, fev. 2019b.

INSTITUTO PARA PRÁTICAS SEGURAS NO USO DE MEDICAMENTOS (ISMP BRASIL). Nomes de medicamentos com grafia ou som semelhantes: como evitar os erros? **Boletim ISMP Brasil**, v. 3, n. 6, p. 1-8, abr. 2014.

## REFERÊNCIAS

INSTITUTO QUALISA DE GESTÃO (IQG). IQG Health Services Accreditation. **IQG**. [*s. d.*]. Disponível em: https://www.iqg.com.br/internacional/. Acesso em: out. 2021.

INTERNATIONAL MEDICATION SAFETY NETWORK (IMSN). **Global targeted medication safety best practices**. IMSN, 2019.

INTERNATIONAL ORGANIZATION FOR STANDARDIZATION (ISO). **ISO 14644-1 – Salas limpas e ambientes controlados associados**. ISO, 1999.

JCI BRASIL. Home page. **JCI Brasil**. 2021. Disponível em: https://www.jci.org.br/. Acesso em: 5 out. 2021.

KNOBEL, E. **Condutas no paciente grave**. 3. ed. São Paulo: Atheneu, 2006.

KNOBEL, E. **Condutas no paciente grave**. 4. ed. São Paulo: Atheneu, 2016.

KOHN, L. T.; CORRIGAN, J. M.; DONALDSON, M. S. (ed.). **To err is human**: building a safer health system. Committee on Quality of Health Care in America. Institute of Medicine. Washington, D.C.: National Academy Press, 2000.

KU, B. D.; PARK, K. C.; YOON, S. S. Dark green discoloration of the urine after prolonged propofol infusion: a case report. **Journal of Clinical Pharmacy and Therapeutics**, v. 36, n. 6, p. 734-736, 2011.

LAPORTE, J. R.; TOGNONI, G. **Principios de epidemiología del medicamento**. 2. ed. Barcelona: Masson-Salvat Medicina, 1993.

LEAPE, L. L. *et al*. Systems analysis of adverse drug events. ADE Prevention Study Group. **JAMA**, v. 274, n. 1, p. 35-43, jul. 1995.

LEXICOMP. Interaction Monograph. **UpToDate**. 2017.

LIMA, T. Saiba como calcular a curva ABC. **Sienge**. 14 jul. 2017. Disponível em: https://www.sienge.com.br/blog/aprenda-a-fazer-o-controle-pela-curva-abc-e-diminua-o-desperdicio-na-obra/. Acesso em: 28 jan. 2022.

MACEDO, S. H. M.; CARVALHO JUNIOR, S. (org.). **Logística farmacêutica geral**: da teoria à prática. São Paulo: Contento Comunicação, 2012.

MADRUGA, C. M. D.; SOUZA, E. S. M. **Manual de orientações básicas para prescrição médica**. 2. ed. Brasília, DF: CRM-PB/CFM, 2011.

MALIK, A. M.; SCHIESARI, L. M. C. **Qualidade na gestão local de serviços e ações de saúde**. São Paulo: Instituto para o Desenvolvimento da Saúde/Universidade de São Paulo/Faculdade de Saúde Pública/Banco Itaú, 1998.

NATIONAL COORDINATING COUNCIL FOR MEDICATION ERROR REPORTING AND PREVENTION (NCC MERP). Medication error index. **NCC MERP**. 2020. Disponível em: https://www.nccmerp.org/about-medication-errors. Acesso em: 6 out. 2021.

NATIONAL COORDINATING COUNCIL FOR MEDICATION ERROR REPORTING AND PREVENTION (NCC MERP). NCC MERP Index for categorizing medication errors. **NCC MERP**. 2001. Disponível em: https://www.nccmerp.org/sites/default/files/indexBW2001-06-12.pdf. Acesso em: 7 jul. 2022.

NOUR, S; PLOURDE, G. **Pharmacoepidemiology and pharmacovigilance**: synergistic tools to better investigate drug safety. London: Elsevier, 2019.

NOVAES, H. M. Organização Pan-Americana da Saúde (OPAS). História da acreditação hospitalar na América Latina: o caso Brasil. **Revista de Administração Hospitalar e Inovação em Saúde**, v. 12, n. 4, p. 49-61, 2015.

NOVAES, M. R. C. G. *et al.* **Guia de boas práticas em farmácia hospitalar e serviços de saúde**. São Paulo: SBRAFH, 2009.

ORGANIZAÇÃO MUNDIAL DA SAÚDE (OMS). Departamento de Medicamentos Essenciais e Outros Medicamentos. **A importância da farmacovigilância**. Brasília, DF: OPAS, 2005. (Monitorização da segurança dos medicamentos). Disponível em: https://bvsms.saude.gov.br/bvs/publicacoes/importancia.pdf. Acesso em: 6 out. 2021.

ORGANIZAÇÃO NACIONAL DE ACREDITAÇÃO (ONA). Da colaboração à fundação. **ONA**. 2019. Disponível em: https://www.ona.org.br/20anos/no-principio. Acesso em: 22 abr. 2021.

ORGANIZAÇÃO NACIONAL DE ACREDITAÇÃO (ONA). Mapa de acreditações. **ONA**. [*s. d.*]. Disponível em: https://www.ona.org.br/mapa-de-acreditacoes. Acesso em: 13 jul. 2022.

ORGANIZAÇÃO PAN-AMERICANA DA SAÚDE (OPAS). **Segurança dos medicamentos**: um guia para detectar e notificar reações adversas a medicamentos. Brasília, DF: OPAS, 2005.

ORGANIZAÇÃO PAN-AMERICANA DA SAÚDE (OPAS); AGÊNCIA NACIONAL DE VIGILÂNCIA SANITÁRIA (ANVISA); ORGANI-ZAÇÃO MUNDIAL DA SAÚDE (OMS). **Manual para observadores**. Brasília, DF: OPAS/Anvisa, 2008.

PAUFERRO, M. R. V. Conheça o desafio global pelos medicamentos sem danos. **Nexxto**. 25 mar. 2021. Disponível em: https://nexxto.com/conheca-o-desafio-global-pelos-medicamentos-sem-danos/. Acesso em: 23 abr. 2021.

# REFERÊNCIAS

PEREIRA, G. A. **Material médico-hospitalar**. Rio de Janeiro: Guanabara Koogan, 1997.

PINHEIRO, C. Tudo sobre as vacinas contra a Covid-19 sendo aplicadas no Brasil. **Veja Saúde**, 27 maio 2021. Disponível em: https://saude.abril.com.br/medicina/tudo-sobre-as-vacinas-contra-a-covid-19-sendo-aplicadas-no-brasil/. Acesso em: 27 jan. 2022.

PINTO, V. B. Armazenamento e distribuição: o medicamento também merece cuidados. **Uso Racional de Medicamentos:** fundamentação em condutas terapêuticas e nos macroprocessos da assistência farmacêutica, v. 1, n. 12, p. 1-7, 2016. Disponível em: https://www.paho.org/bra/index.php?option=com_docman&view=download&alias=1540-armazenamento-e-distribuicao-o-medicamento-tambem-merece-cuidados-0&category_slug=serie-uso-racional-medicamentos-284&Itemid=965. Acesso em: 7 set. 2021.

POWER, L. A.; COYNE, J. W. ASHP guidelines on handling hazardous drugs. **American Journal of Health-System Pharmacy**, v. 75, n. 24, p. 1996-2031, 2018.

PROGRAMA COMPROMISSO COM A QUALIDADE HOSPITALAR (CQH). **2º Caderno de indicadores CQH**. São Paulo: APM/Cremesp, 2007.

QUALITY GLOBAL ALLIANCE (QGA). Instituições acreditadas. [s. d.]. **QGA**. Disponível em: https://qmentum.com.br/instituicoes-acreditadas/. Acesso em: 13 jul. 2022.

RADEMAKER, M. Do women have more adverse drug reactions? **American Journal of Clinical Dermatology**, v. 2, n. 6, p. 349-351, 2001.

RAWAL, G.; YADAV, S. Green urine due to propofol: a case report with review of literature. **Journal of Clinical and Diagnostic Research**, v. 9, n. 11, nov. 2015.

REASON, J. Human error: models and management. **BMJ**, v. 320, n. 7237, p. 768-770, 18 mar. 2000. Disponível em: https://www.bmj.com/content/320/7237/768. Acesso em: 2 out. 2018.

RODRIGUES, M. L.; TUMA, I. L. Certificação em farmácia hospitalar. **Revista Pharmacia Brasileira**, v. 14, n. 82, jun./jul./ago. 2011. Disponível em: https://www.cff.org.br/sistemas/geral/revista/pdf/132/encarte_farmacia_hospitalar.pdf. Acesso em: 5 out. 2021.

ROSA, M. B. **Erros de medicação em um hospital de referência de Minas Gerais**. Dissertação (Mestrado em Medicina Veterinária) – Escola de Veterinária, Universidade Federal de Minas Gerais, Belo Horizonte, 2002.

ROSA, M. B.; PERINI, E. Erros de medicação: quem foi? **Revista da Associação Médica Brasileira**, v. 49, n. 3, p. 335-341, set. 2003.

ROZICH, J. D.; HARADEN, C. R.; RESAR, R. K. Adverse drug event trigger tool: a practical methodology for measuring medication related harm. **Quality & Safety in Health Care**, v. 12, n. 3, p. 194-200, jun. 2003.

SANCHES, C. Os desafios da cadeia de frio na indústria farmacêutica. **LabNetwork**. 11 maio 2015. Disponível em: https://www.labnetwork.com.br/especiais/os-desafios-da-cadeia-de-frio-na-industria-farmaceutica. Acesso em: 11 abr. 2021.

SANTOS, G. A. A. Farmácia hospitalar no Brasil: evolução, conceito e atribuições. **Gusfarma – Health, Brain and Life**. 1º maio 2020. Disponível em: http://www.farmaciahospitalar.com/?p=865. Acesso em: 28 set. 2021.

SCHIESARI, L. M. C. Avaliação externa de organizações hospitalares no Brasil: podemos fazer diferente? **Ciência & Saúde Coletiva**, v. 19, n. 10, p. 4229-4234, 2014.

SCHVARTSMAN, C. *et al.* **Manual farmacêutico do Hospital Albert Einstein**. São Paulo, 2012. Disponível em: https://aplicacoes.einstein.br/manualfarmaceutico/Institucional/Paginas/PadronizacaoMedicamentos.aspx?pag=Padronizacao de medicamentos. Acesso em: 20 abr. 2021.

SENSORWEB. Medicamentos termolábeis: cuidados necessários para transporte. **Sensorweb**. 19 out. 2020. Disponível em: https://sensorweb.com.br/medicamentos-termolabeis-transporte. Acesso em: 11 abr. 2021.

SILVERBERG, R. **The dawn of medicine**. New York: Putnam, 1967.

SOARES, F. Entenda os níveis de atenção à saúde e estratégias de gestão. **CM Tecnologia**. 2018. Disponível em: https://cmtecnologia.com.br/blog/niveis-de-atencao-a-saude-e-estrategias-de-gestao/. Acesso em: 28 set. 2021.

SOCIEDADE BRASILEIRA DE FARMACÊUTICOS EM ONCOLOGIA (SOBRAFO). I Consenso Brasileiro para Boas Práticas de Preparo da Terapia Antineoplásica. São Paulo: Segmento Farma, 2014.

SOCIEDADE BRASILEIRA DE FARMÁCIA HOSPITALAR (SBRAFH). **Padrões mínimos para farmácia hospitalar e serviços de saúde**. 3. ed. São Paulo: SBRAFH, 2017.

SOLIMANDO, D. A. **Drug information handbook for oncology**. 3. ed. Cleveland: Lexi-Comp, 2003.

SWEETMAN, S. C. (ed.). **Martindale**: the complete drug reference. 36. ed. London: Pharmaceutical Press, 2009.

TAKASHINA, N. T.; FLORES, M. C. X. **Indicadores da qualidade e do desempenho**: como estabelecer metas e medir resultados. Rio de Janeiro: Qualitymark, 2005.

THOMSON HEALTHCARE. Micromedex Healthcare Series. **Consumer Drug Reference 2003**, 2003.

TRISSEL, L. **A handbook on injectable drugs**. 18. ed. Bethesda: American Society of Health-System Pharmacists, 2015.

TYLER, L. S. *et al.* ASHP guidelines on the pharmacy and therapeutics committee and the formulary system. **American Journal of Health-System Pharmacy**, v. 65, n. 13, p. 1272-1283, 2008. Disponível em: https://pubmed.ncbi.nlm.nih.gov/18589893/. Acesso em: 28 set. 2021.

U.S. FOOD AND DRUG ADMINISTRATION (FDA). Working to reduce medication errors. 23 ago. 2019. **FDA**. Disponível em: https://www.fda.gov/drugs/information-consumers-and-patients-drugs/working-reduce-medication-errors. Acesso em: 11 maio 2021.

USP. Hazardous drugs: handling in healthcare settings. **USP GENERAL CHAPTER <800>**. 2020. Disponível em: https://www.usp.org/compounding/general-chapter-hazardous-drugs-handling-healthcare#:~:text=USP%20General%20Chapter%20provides,personnel%2C%20patients%20and%20the%20environment. Acesso em: 7 out. 2021.

VECINA NETO, G. Sobre vacinas. **Panorama**, n. 78, ano 16, 2 mar. 2021.

WATSON, S. *et al.* Reported adverse drug reactions in women and men: aggregated evidence from globally collected individual case reports during half a century. **eClinicalMedicine**, v. 17, 2019.

WORLD HEALTH ORGANIZATION (WHO). **Medication safety in high-risk situations**. Geneva: WHO, 2019.

WORLD HEALTH ORGANIZATION (WHO). **The importance of pharmacovigilance**: safety monitoring of medicinal products. Geneva: WHO, 2002. Disponível em: https://apps.who.int/iris/handle/10665/42493. Acesso em: 6 out. 2021.

XEBWEB DEVELOPMENT. Urine colors: your guide to understanding urine colors and your health. **Urine Colors**. Disponível em: http://www.urinecolors.com. Acesso em: 7 fev. 2017.

# Bulas

Adrenalina. Responsável técnico: Ricardo Ardito. São Paulo: Centro Paulista de Desenvolvimento Farmacotécnico Ltda., 2017.

Becenun®: carmustina. Responsavel técnico: Dante Alario Junior. Taboão da Serra: Biolab Sanus Farmacêutica Ltda., 2017.

Camptosar®: irinotecano. Responsável técnico: Carolina C. S. Rizoli. Itapevi: Laboratórios Pfizer Ltda., 2016.

Dacarb®: dacarbazina. Responsável técnico: Maria Benedita Pereira. São Paulo: Eurofarma Laboratórios S/A, 2016.

Daunoblastina®: daunorrubicina. Responsável técnico: Carolina C. S. Rizoli. Itapevi: Laboratórios Pfizer Ltda., 2016.

Fauldcispla®: cisplatina. Responsável técnico: Cintia Delphino de Andrade. São Paulo: Libbs Farmacêutica Ltda., 2017.

Fauldmetro®: metotrexato. Responsável técnico: Cintia Delphino de Andrade. São Paulo: Libbs Farmacêutica Ltda., 2017.

Lasix®: furosemida. Responsável técnico: Silvia Regina Brollo. São Paulo: Sanofi-Aventis Farmacêutica Ltda., 2017.

Nitroprus®: nitroprussiato de sódio. Responsável técnico: José Carlos Módolo. Itapira: Produtos Químicos Farmacêuticos Ltda., 2017.

Norepinefrina. Responsável técnico: Walter F. da Silva Junior. Anápolis: Novafarma Indústria Farmacêutica Ltda., 2015.

# Sobre os autores

**Mariza Tobias da Silva**
Pós-graduada em qualidade e produtividade pela Fundação Carlos Alberto Vanzolini. Especialista em farmacologia clínica pelo Instituto de Pesquisas Hospitalares (IPH) e em farmácia hospitalar pelo Hospital do Servidor Público Estadual (IAMSPE). Graduada em farmácia-bioquímica pela Faculdade de Ciências Farmacêuticas da Universidade de São Paulo (USP). Especialista de farmácia do Hospital Israelita Albert Einstein.

**Silvana Maria de Almeida**
Doutora em ciências da saúde pelo Instituto Israelita de Ensino e Pesquisa Albert Einstein, mestre em ciências da saúde pela Universidade Federal de São Paulo (Unifesp) e especialista em farmácia clínica pelo Centro de Educação em Saúde Abram Szajman. Coordenadora de farmácia do Hospital Israelita Albert Einstein.

**Wladmir Mendes Borges Filho**
Pós-graduado em inovação e empreendedorismo pela Fundação Instituto de Administração (FIA-USP), MBA em economia da saúde pelo Centro Paulista de Economia da Saúde da Unifesp e especialista em administração hospitalar pela Faculdade de Saúde Pública da USP. Graduado em farmácia-bioquímica pela Faculdade de Ciências Farmacêuticas da USP. Gerente de farmácia do Hospital Israelita Albert Einstein.

# Colaboradores

### Fábio Teixeira Ferracini

Mestre em ciências da saúde pelo Instituto Israelita de Ensino e Pesquisa Albert Einstein. Coordenador da farmácia clínica do Hospital Israelita Albert Einstein e coordenador da pós-graduação em farmácia clínica do Instituto Israelita de Ensino e Pesquisa Albert Einstein.

### Luciana K. L. A. Torraga

Especialista em farmácia clínica pelo Instituto Israelita de Ensino e Pesquisa Albert Einstein. Farmacêutica sênior do Hospital Israelita Albert Einstein.

### Miguel Salomão Neto

Formado em planejamento estratégico empresarial pela Universidade Nove de Julho. Coordenador de planejamento da farmácia do Hospital Israelita Albert Einstein.

### Neila Maria Marques Negrini

Especialista em farmácia hospitalar e introdução à farmácia clínica pelo Hospital das Clínicas da Faculdade de Medicina da Universidade de São Paulo (FMUSP). Especialista em melhoria contínua certificada pelo Institute for Healthcare Improvement (IHI). Responsável pelo Programa de Segurança de Medicamentos do Hospital Israelita Albert Einstein.

### Nilson Gonçalves Malta

Especialista em administração hospitalar e de sistema de saúde pela Escola de Administração de Empresas de São Paulo da Fundação Getulio Vargas (FGV EAESP) e especialista em rastreabilidade certificado pela GS1 Brasil. Graduado em farmácia-bioquímica pela USP. Gerente de automação hospitalar do Hospital Israelita Albert Einstein.

### Pollyanna de Oliveira Miranda
Especialista em farmacologia clínica pela Faculdade Oswaldo Cruz e em gerenciamento de projetos, com MBA em desenvolvimento humano de gestores, pela FGV. Farmacêutica sênior da farmácia da Oncologia do Hospital Israelita Albert Einstein.

### Sweyme Bertoni Lima da Silva
Especialista em farmacologia clínica pela Faculdade Oswaldo Cruz e especialista em farmácia clínica pelo Instituto Israelita de Ensino e Pesquisa Albert Einstein. Farmacêutica sênior do Hospital Israelita Albert Einstein.

### Valéria Armentano dos Santos
MBA em administração de empresas com ênfase em gestão pela FGV. Coordenadora da extensão em farmácia oncológica da pós-graduação multiprofissional em oncologia do Hospital Israelita Albert Einstein. Coordenadora da farmácia da Oncologia do Centro de Oncologia e Hematologia do Hospital Israelita Albert Einstein.

### Vanessa de Cássia Brumatti
Especialista em farmácia clínica pelo Instituto Israelita de Ensino e Pesquisa Albert Einstein e especialista em farmácia hospitalar pelo Hospital das Clínicas da FMUSP. Coordenadora de farmácia do Hospital Israelita Albert Einstein.

# Índice geral

Accreditation Canada International (ACI), 167

Acondicionamento dos RSS, 130

Acreditação, 160

Acreditação hospitalar no Brasil, 162

Acreditação pela Organização Nacional de Acreditação (ONA), 165

Administração, 72

Adoção de automação na dispensação, 102

Análise dos erros de medicação, 139

Anexo, 219

Apoio à manipulação, 198

Ar condicionado e ventilação, 110

Armazenagem, 40, 43

Armazenamento, 65, 71, 196

Aspectos construtivos, 107

Aspectos operacionais, 113

Assepsia dos medicamentos, 197

Atenção à prescrição médica, 83

Atendimento/dispensação, 41

Atribuições do serviço de farmácia hospitalar, 15

Atribuições do técnico de farmácia, 18

Atuação do técnico de farmácia, 88

Atuações do profissional que trabalha com medicamentos perigosos, 194

Benefícios dos programas de acreditação e certificação, 168

Boas práticas em prescrição, 84

Boas práticas na gestão de estoque, 29

Bomba de infusão portátil, 98

Breve panorama, 11

Busca ativa, 183

Cabine de segurança biológica – Classe II B2, 202

Cálculos em farmácia, 207

Cenário da acreditação no Brasil, 169

Central de Preparo de Medicamentos Estéreis, 105

Certificação, 160

Certificação de qualidade hospitalar e indicadores, 159

Certificação ISO 9000 – norma ISO 9001, 164

Checagem eletrônica à beira do leito, 56

Classificação da notificação, 182

Classificação das reações adversas, 181

Classificação dos erros de medicação, 142

Cobrança, 196

Código adequado: GS1 DataMatrix, O, 52

Código de barras, 51

Código na embalagem secundária: padrão internacional global, O, 51

Código PRODUTO + LOTE, 54

Código serializado, 55

Códigos alternativos, 53

Como notificar, 187

Como proceder, 225

Comunicação, 145

Conferência eletrônica de injetáveis, 117

Contenção de derramamento, 200

Controle, 72

Controle de todo o processo, 44

Controle dos materiais perigosos e resíduos: tratamento e destino, 131

Controle microbiológico, 116

Cuidados no armazenamento de imunobiológicos, 67

Definições e conceitos, 178

Departamento de compras, 36

Descarte, 199

Desvios técnicos de materiais e medicamentos, 185

Dispensação, armazenamento e padronização dos medicamentos, 147

Dispositivos para administração dos medicamentos, 148

Distribuição de materiais médico-hospitalares, 100

Distribuição e transporte, 65

Educação do paciente, 151

# ÍNDICE GERAL

Elementos de um procedimento operacional, 174

Equipamentos, 64, 116

Equipamentos de fluxo de ar, 110

Equipamentos de proteção coletiva e equipamentos de proteção individual, 125

Equipamentos de proteção coletiva, 202

Equipamentos de proteção individual, 201

Erro de medicação, 137

Erros de medicação, 138

Estratégias de prevenção, 144

Exemplos de estratégias de segurança, 144, 146, 147, 148, 149, 150, 151, 152, 153

Exemplos de falhas associadas, 144, 145, 146, 147, 149, 150, 151, 152, 153

Exercício: prescrição de alprazolam 0,25 mg, 208

Exercício: prescrição de fentanila 2.500 mcg em glicose 5% 250 mL, 208

Exercício: prescrição de KCl 6% 15 mL, 214

Farmácia hospitalar: histórico, 12

Farmacovigilância e tecnovigilância, 177

Farmacovigilância no âmbito hospitalar, 188

Fatores ambientais e de pessoas, 149

Fluxo de ar não unidirecional (turbulento), 111

Fluxo de ar unidirecional (laminar), 110

Gerenciamento de riscos no ambiente hospitalar, 121

Gestão de resíduos na área da saúde, 126

Histórico da acreditação hospitalar, 161

Homologação de materiais, 26

Identificação dos grupos dos resíduos de serviços de saúde, 131

Identificação dos itens com códigos de barras e/ou DataMatrix, 39

Identificação dos lotes, 49

Identificação dos medicamentos, 47

Importância da certificação e da acreditação, A, 159

Importância da farmácia hospitalar na farmacovigilância, A, 189

Indicadores, 171

Índice, 172

Informações do medicamento, 144

Informações do paciente, 144

Intratecal, 97

Intravesical, 98

Introdução à farmácia hospitalar, 9

Inventário anual, inventário rotativo e contagens diárias, 44

Joint Commission International (JCI), 166

Lava-olhos e chuveiro, 203

Layout, 112

Limpeza e desinfecção de equipamentos e área de trabalho, 197

Manipulação de injetáveis, 113

Manutenção de estoques, 43

Manutenção de informações, 43

Materiais, 112

Materiais de alto custo, 100

Mecanismos de ocorrência da reação adversa, 181

Medicamento no mercado, 180

Medicamentos antineoplásicos e de risco ocupacional, 193

Medicamentos com grafias e sons semelhantes, 76

Medicamentos de alta vigilância ou potencialmente perigosos, 73

Medicamentos de atenção especial, 61

Medicamentos distribuídos para carro de emergência, 101

Medicamentos sob controle especial, 69

Medicamentos termolábeis, 62

Miliequivalentes, 212

Misturas de insulinas, 225

Modelos de acreditação e certificação em qualidade aplicados no Brasil, 164

Modelos de análise de prescrição, 86

Monitoramento e controle de temperatura, 64

National Integrated Accreditation for Healthcare Organizations (NIAHO) ou
Acreditação Nacional Integrada para Organizações de Saúde, 168

Níveis de atenção à saúde, 10

Norma ISO 14001, 164

Notificação voluntária ou espontânea, 182

O que é a rastreabilidade de medicamentos nos hospitais?, 49

Objetivos da farmacovigilância, 179

Objetivos da Rede de Frio, 63

Objetivos, funções e atribuições da farmácia hospitalar, 13

OHSAS 18001, 165

Organização e pessoal, 114

# ÍNDICE GERAL

Padrões mínimos para farmácia hospitalar, 19

Padronização de processos e a importância dos procedimentos operacionais, 173

Planejamento de materiais e medicamentos, 31

Plano mestre de validação, 114

PNI e a pandemia de covid-19, 66

Política de qualidade, 113

Pontos importantes de certificações de qualidade e da acreditação hospitalar, 160

Prescrição de KCl (cloreto de potássio) 900 mg para uso oral, 210

Prescrição e dispensação, 72

Prevenção de infecções e a higienização das mãos, 133

Procedimento de produção dos medicamentos, 115

Processos de qualidade e gerenciamento de risco, 153

Produtos sob controle da Polícia Federal, 73

Programa Nacional de Imunizações, 65

Quadros para consulta, 219

Rastreabilidade, 47

Realidade dos sólidos orais, A, 56

Realizando a atenção à prescrição médica, 86

Recebimento, 71, 195

Recebimento e expedição, 64

Reconstituição e rediluição, 210

Reconstituição, diluição e tempo de infusão de medicamentos injetáveis, 116

Referências, 235

Registros, 72

Requisitos para realização de uma boa análise, 86

Riscos ocupacionais no ambiente hospitalar, 122

Rotinas complementares e pontos de atenção, 42

Rotulagem, embalagem e nome dos medicamentos, 146

Salas limpas, 106

Segregação, 109

Segregação dos RSS, 130

Segregação e acondicionamento dos resíduos de serviços de saúde, 130

Seleção e padronização de materiais e medicamentos, 21

Setor de recebimento de mercadorias, 38

Sistema de distribuição de medicamentos oncológicos, 94

Sistema de distribuição de medicamentos por dose coletiva, 92

Sistema de distribuição de medicamentos por dose individualizada, 92

Sistema de distribuição de medicamentos por dose unitária, 93

Sistema de qualidade, 113

Sistema Nacional de Controle de Medicamentos (SNCM), 57

Sistemas de dispensação de medicamentos, 91

Sistemas fechados de manipulação, 204

Sobre os autores, 251

Soluções orais ou administração via sonda, 97

Taxa, 171

Tecnologia, 99

Tecnologia na administração de medicamentos, 154

Tecnovigilância, 187

Tipos de códigos de barras, 55

Tipos de prescrições e notificações de receita, 85

Transporte, 195

Treinamento, 115, 204

Treinamento e competência dos profissionais, 150

Unidades de concentração, 208

Unidades de dose e transformações básicas, 207

Vazão de ar, 109

Via oral, 96

Volume de deslocamento (expansão de volume), 211

Zonas de controle de contaminação, 107